Solved Question Bank (In Hindi)

मेडिकल सर्जिकल नर्सिंग–II

(Medical Surgical Nursing–II)

For GNM Students
Previous 5 Years Question Papers

Solved Question Bank (In Hindi)

मेडिकल सर्जिकल नर्सिंग-II

(Medical Surgical Nursing–II)
For GNM Students
Previous 5 Years Question Papers

Second Edition

Arjita Sengar PhD(N) MSc(N) BSc(N)
Professor
Vivekananda College of Nursing
Lucknow, Uttar Pradesh
India

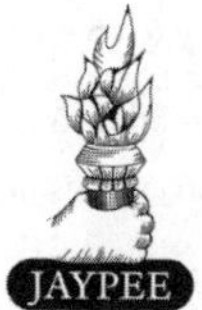

JAYPEE BROTHERS MEDICAL PUBLISHERS
The Health Sciences Publisher
New Delhi | London

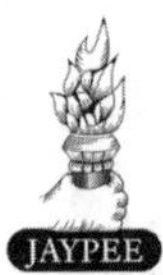 **Jaypee Brothers Medical Publishers (P) Ltd**

Headquarters
Jaypee Brothers Medical Publishers (P) Ltd
EMCA House, 23/23-B
Ansari Road, Daryaganj
New Delhi 110 002, India
Landline: +91-11-23272143, +91-11-23272703
+91-11-23282021, +91-11-23245672
Email: jaypee@jaypeebrothers.com

Corporate Office
Jaypee Brothers Medical Publishers (P) Ltd
4838/24, Ansari Road, Daryaganj
New Delhi 110 002, India
Phone: +91-11-43574357
Fax: +91-11-43574314
Email: jaypee@jaypeebrothers.com

Overseas Office
J.P. Medical Ltd
83, Victoria Street, London
SW1H 0HW (UK)
Phone: +44 20 3170 8910
Fax: +44 (0)20 3008 6180
Email: info@jpmedpub.com

Website: www.jaypeebrothers.com
Website: www.jaypeedigital.com

मेडिकल सर्जिकल नर्सिंग–II *[Solved Question Bank (In Hindi): Medical Surgical Nursing–II]*

First Edition: 2015

Second Edition: **2024**

ISBN: 978-93-5696-983-4

Printed in India at Sterling Graphics Pvt. Ltd.

नर्सिंग एक ऐसा प्रोफेशन है, जिसमें निरंतर कई प्रकार के कौशल एवं ज्ञान की वृद्धि दिन प्रतिदिन बढ़ रही है। जी.एन.एम. एक ऐसा कोर्स है जो इससे सक्रिय रूप से प्रभावित होता है। मेरी हमेशा से यही कोशिश रही है कि इन छात्रों के लिए नर्सिंग की शिक्षा को जितना सरलता से पढ़ाया जाए, उतना ही इनको लाभ होगा।

उत्तर भारतीय भाषा को ध्यान में रखते हुए एवं प्रथम संस्करण की सफलता के बाद इस संस्करण को पुनः प्रकाशित किया जा रहा है।

इस संस्करण में भी हमनें पुराने संस्करण के मूल को कायम रखा है, जैसे सरल हिन्दी भाषा, आवश्यक अंग्रेजी शब्दों का उपयोग तथा इंडियन नर्सिंग कौंसिल के प्रस्तावित पाठ्यक्रम के अनुरूप का पालन करना।

इस संस्करण में हिन्दी भाषी राज्यों द्वारा की जाने वाली परीक्षा के पिछले पाँच वर्षों के पेपर को हल किया गया है तथा साथ ही विगत दस वर्षों में हुई परीक्षाओं के प्रश्नों को Short notes, Long notes, MCQ's, Fill in the blanks एवं True or False के रूप में सम्मिलित किया गया है, ताकि छात्रों के पास पिछले पाँच वर्षों के प्रश्नपत्रों का कोष रहे एवं प्रत्येक परीक्षा में वे अधिक से अधिक लाभांन्वित रहें।

इस पुस्तक को लिखने का मुख्य उद्देश्य है, कि छात्रों को एक ही पुस्तक में सभी समस्याओं का सरल एवं उचित हल मिले तथा उन्हें परीक्षा उत्तीर्ण करने में कोई परेशानी न हो।

अर्जिता सेंगर

प्रस्तावना पहला संस्करण

मुझे अत्यंत खुशी है कि मुझे यह सौभाग्य मिला कि मैं GNM के छात्रों के लिए 'मेडिकल सर्जिकल नर्सिंग II' के हल प्रश्न पत्र, हिन्दी भाषा में प्रस्तुत कर सकूँ।

GNM छात्रों को पढ़ाने के दौरान मैंने पाया कि इन छात्रों के लिए हिन्दी भाषा में ऐसे हल प्रश्न पत्र उपस्थित नहीं हैं, जो उन्हें परीक्षा में आने वाले प्रश्नों का सही उत्तर प्रदान कर सके। इसी बात को ध्यान में रखकर मैंने हिन्दी में ली जाने वाली परीक्षा के प्रश्न हल किए तथा उन्हें पुस्तक के रूप में प्रस्तुत किया। इस पुस्तक में प्रश्नों के उत्तर इस प्रकार दिए गए हैं, कि यह न सिर्फ Indian Nursing Council (INC) द्वारा प्रस्तावित पूर्ण पाठ्यक्रम को कवर करे, बल्कि साथ ही यह प्रत्येक राज्य में हिन्दी भाषा में होने वाली GNM की परीक्षा में भी छात्रों को लाभान्वित कर सके।

इस पुस्तक को लिखते समय इस बात पर विशेष ध्यान दिया गया है कि इसकी भाषा सरल हिन्दी में हो। साथ ही तकनीकी एवं चिकित्सकीय शब्दों के लिए अंग्रेजी का भी प्रयोग किया गया है। परीक्षा के हल प्रश्नों के अलावा, परीक्षा में संभावित, आवश्यक एवं अतिरिक्त प्रश्नों को भी इस पुस्तक में Short notes, Long notes, MCQs, Fill in the blanks एवं True or False के रूप में सम्मिलित किया गया है, ताकि यह छात्रों को सहायता प्रदान कर सके एवं परीक्षा की तैयारी करते समय, सभी प्रश्नों के उत्तर एक ही पुस्तक में मिल जाए।

इस पुस्तक को लिखते समय GNM छात्रों की आवश्यकताओं पर विशेष ध्यान दिया गया है तथा इसे पूरे ध्यान एवं सतर्कता के साथ पूरा किया गया है।

अर्जिता सेंगर

अभिस्वीकृति

इस पुस्तक को पूरा करना मेरे अकेले की उपलब्धि नहीं है। ऐसे कई लोग हैं, जिनके बिना इस पुस्तक का पूरा होना संभव नहीं था। इस पुस्तक को पूरा करने में कई लोगों ने प्रत्यक्ष एवं अप्रत्यक्ष रूप से मेरी सहायता की एवं मुझे अपना सहयोग दिया। इस कार्य को पूरा करने में कुछ विशेष लोगों का आशीर्वाद, प्यार, प्रोत्साहन एवं मार्गदर्शन मिला, जिन्हें मैं दिल से धन्यवाद करना चाहती हूँ।

सबसे पहले मैं उस परमपिता परमेश्वर का धन्यवाद करना चाहूँगी जिनका आशीर्वाद सदा मेरे ऊपर रहता है तथा जो मुझे जीवन में अच्छे एवं बुरे समय में आगे बढ़ते रहने का साहस देते हैं।

मैं धन्यवाद करना चाहती हूँ मेरे पिताश्री एसके सिंह जी का, मेरी माँ श्रीमती अरूणलता सिंह जी का एवं मेरी सास श्रीमती नमिता यादव जी का जिनका आशीर्वाद हमेशा मेरे साथ रहता है तथा जो हमेशा यह कामना करते हैं, कि मुझे जीवन में सफलता मिले।

मैं Vivekananda Polyclinic and Institute of Medical Sciences, Lucknow के सेक्रेटरी स्वामी मुक्तिनाथानंद की अत्यंत आभारी हूँ जिनके सहयोग एवं मार्गदर्शन से इस पुस्तक का कार्य सरलता से संभव हो पाया।

मैं अपने GNM छात्रों की भी आभारी हूँ, जिनकी आवश्यकता एवं जिज्ञासा ने मुझे यह विचार दिया कि मैं उनके लिए यह पुस्तक लिखूं। उनके बिना इस पुस्तक का अस्तित्व संभव नहीं है।

इस पुस्तक को यहाँ तक पहुँचाना कदापि संभव न हो पाता, यदि मेरे पति श्री अंकित यादव ने मेरा साथ न दिया होता। उनके निरंतर प्रोत्साहन, सहयोग एवं विश्वास के कारण ही मैं यह कार्य पूरा करने में सक्षम रही।

मैं मेसर्स जेपी ब्रदर्स मेडिकल पब्लिशर्स (प्रा.) लिमिटेड, नई दिल्ली, की पूरी टीम की बहुत आभारी हूँ, जिन्होंने मेरी मदद की और मार्गदर्शन किया। श्री जितेंदर पी विज (ग्रुप चेयरमैन), श्री अंकित विज (मैनेजिंग डायरेक्टर), श्री एम.एस. मनी (ग्रुप प्रेसिडैन्ट), डॉ मधु चौधरी (डायरेक्टर–एजुकेशन पब्लिशिंग), सुश्री पूजा भंडारी [डायरेक्टर–प्रोडक्शन (बुक्स और जर्नल)], सुश्री सुनीता काटला (एग्जीक्युटिव असिस्टेंट, ग्रुप चेयरमैन और पब्लिशिंग मैनेजर), श्री अजय कुमार शर्मा [डिप्टी जनरल मैनेजर (बुक्स और जर्नल)], सुश्री समीना खान (एग्जीक्युटिव असिस्टेंट, डायरेक्टर–एजुकेशन पब्लिशिंग), सुश्री जितिका रॉयल (कंटेंट स्ट्रेटेजिस्ट–नर्सिंग), श्री राजेश शर्मा (प्रोडक्शन कोऑर्डिनेटर), सुश्री सीमा डोगरा (कवर विजुअलाइज़र), नेहा वर्मा (ग्राफिक डिजाइनर), श्री आशुतोष श्रीवास्तव (अ. एडिटर), श्री दीप कुमार (टाईपसेटर) और उनकी टीम के सदस्यों को इस प्रोजेक्ट में काम करने और इसे सफल बनाने के लिए उनके पूरे सहयोग के लिए धन्यवाद। उनके सहयोग के बिना मैं यह प्रोजेक्ट पूरा नहीं कर पाती।

अनुक्रमाणिका

Solved Papers

Course: Diploma in General Nursing and Midwifery   **Year:** Second
Subject: Medical Surgical Nursing-II   **Code:** 4507
Time: 3 hours   **M. Marks:** 75

1. **Four options of answer of each question are given. Only one option is correct. Choose and write only correct option after writing question no:** $(1 \times 5 = 5)$

1.1 **Radiation therapy is generally a part of __________ treatment.**
विकिरण चिकित्सा आम तौर पर __________ उपचार का एक हिस्सा है।
 (a) CVA (सीवीए)
 (b) Cancer (कैंसर)
 (c) Inflammation (सूजन)
 (d) Fracture (फ्रेक्चर)
उत्तर (b) Cancer (कैंसर)   1

1.2 **Abnormality of heart rhythm is known as __________.**
हृदय ताल की असामान्यता को __________ के रूप में जाना जाता है।
 (a) Endocarditis (एंडोकार्डिटिस)
 (b) Dysrhythmia (डिसरिथमिया)
 (c) Bradycardia (ब्रेडीकार्डिया)
 (d) Tachycardia (टेकीकार्डिया)
उत्तर (b) Dysrhythmia डिसरिथमिया   1

1.3 **GCS scale is used to measure__________.**
GCS स्केल का उपयोग मापने के लिए किया जाता है__________
 (a) Pain levels (दर्द का स्तर)
 (b) Visual acuity (दृश्य तीक्ष्णता)
 (c) Level of consciousness (चेतना का स्तर)
 (d) Central venous pressure (केंद्रीय शिरापरक दबाव)
उत्तर (c) Level of consciousness (चेतना का स्तर)   1

1.4 **Blood in the sputum is known as__________**

थूक में खून आना कहलाता है__________

(a) Hemoptysis (हेमोप्टाइसिस)

(b) Hematemesis (हेमाटेमेसिस)

(c) Hematuria (हेमट्यूरिया)

(d) Melena (मेलेना)

उत्तर (a) Hemoptysis (हेमोप्टाइसिस) 1

1.5 **__________is a comfort device used in burns patient.**

__________ एक आरामदायक उपकरण है जिसका उपयोग जले हुए रोगी के लिए किया जाता है।

(a) Bed cradle (बेड क्रैडल)

(b) Cardiac table (कार्डियॉक टेबल)

(c) Sandbag (सेड़ थैला)

(d) Air cushions (एयर कुशन)

उत्तर (a) Bed cradle (बेड क्रैडल) 1

2. **Choose right and wrong in the following statements:** 5

2.1 **Mannitol is a loop diuretic:**

मैनिटोल एक लूप मूत्रवर्धक है।

उत्तर सही 1

2.2 **Corticosteroids are immunosuppressive in nature:**

कॉर्टिकोस्टेरॉइड्स प्रकृति में प्रतिरक्षादमनकारी है।

उत्तर सही 1

2.3 **Double vision is called ptosis.**

दोहरी दृष्टि को पिटोसिस कहा जाता है।

उत्तर गलत 1

2.4 **Bed-ridden patients are prone to develop decubitus ulcer.**

बिस्तर पर पड़े मरीज में डीक्यूबिटस अल्सर विकसित होने का खतरा रहता है।

उत्तर सही 1

2.5 **Inflammation of nephron is known as neurosis.**

नेफ्रॉन की सूजन को न्यूरोसिस कहा जाता है।

उत्तर गलत 1

3. **Fill up the blanks:** 5

3.1 **The causative organism of typhoid is__________**

टाइफाइड का कारक जीव__________है।

उत्तर Salmonella typhi 1

3.2 Arthritis means___________

गठिया का अर्थ है___________

उत्तर Inflammation of joints   1

3.3 Stone in urine is called ___________

पेशाब में पथरी को___________ कहते हैं।

उत्तर Urolithiasis   1

3.4 Tinnitus means___________

टिनिटस का अर्थ है___________

उत्तर Ringing noise in ear   1

3.5 The inflammation of the middle ear is___________

मध्य कान की की सूजन___________है।

उत्तर Otitis media   1

4. Write short notes on any four of the following.

4.1 Write short notes on near-drowning.

डूबने के निकट पर संक्षिप्त नोट्स लिखें।

उत्तर निकट डूबना **(Near-drowning)**

निकट डूबना आम-तौर पर पानी के नीचे दम घुटने से लगभग मरने की अवस्था को कहा जाता है। यह घातक डूबने से पहले का अंतिम चरण है, जिसके परिणामस्वरूप मृत्यु होती है।

कारण **(Causes)**

- तैरने में असमर्थता (Inability to swim)
- पानी में घबराहट (Anxiety in water)
- बच्चों को जलस्रोतों के पास लावारिस छोड़ना (Leaving children unattended near water bodies)
- पतली बर्फ से गिरना (Falling of thin layer of ice)
- तैराकी या नाव में शराब का सेवन (Drinking while swimming or in boat)
- आत्महत्या का प्रयास (Trying to commit suicide)

लक्षण **(Clinical features)**

- ठंडी या नीली त्वचा
- पेट में सूजन
- छाती में दर्द
- खाँसी
- उल्टी करना
- सांस की तकलीफ या कमी

प्राथमिक उपचार (First aid)

- आस–पास मौजूद लोगों से मदद मांगें और एम्बुलेंस को बुलाएं।
- व्यक्ति को पानी से बाहर निकालें
- बाहर निकालने के लिए उनके पास कोई लाइफ जैकेट फैंके या व्यक्ति को पकड़ने के लिए लम्बा डंडा देने की कोशिश करें।
- अगर व्यक्ति सांस ले रहा है, तो उसे उस तरफ कर के लिटा दें।
- अगर व्यक्ति सांस नहीं ले रहा है तो प्रशिक्षित व्यक्ति CPR आरंभ कर सकता है।
- व्यक्ति को संभालते समय और CPR करते समय बहुत सावधान रहें, क्योंकि व्यक्ति को गर्दन या रीढ़ की हड्डी में चोट लग सकती है।
- यदि व्यक्ति ठंडे पानी में डूबने वाला था तो वह हाइपोधोर्मिया से ग्रसित हो सकता है। इससे बचाने के लिए उसके गीले. कपड़े हटा दें तथा व्यक्ति को कंबल या गरम कपड़े से ढक दें।

4.2 **Nurses role in disaster management.**
आपदा प्रबंधन में नर्सों की भूमिका

उत्तर अगस्त 2019 की प्रश्न संख्या 4.6 देखें।

4.3 **Principles of emergency care:**
आपातकालीन देखभाल के सिद्धांत

उत्तर इमरजेंसी देखभाल के सिद्धांत (Principles of emergency care)
इमरजेन्सी देखभाल के मुख्य तीन सिद्धांत होते हैं–

- **आगे की चोट की रोकथाम (Prevention of futures injury)**
  - आपात स्थिति में सबसे महत्वपूर्ण बात है यह जानना कि पहले क्या करना चाहिए और क्या नहीं।
  - इमरजेंसी चिकित्सक का उद्देश्य होता है घायल व्यक्ति की स्थिति और घावों को बिगड़ने व बढ़ने से रोकना।
- **जीवन की रक्षा करें (Save life):** इमरजेंसी चिकित्सा का सबसे मुख्य उद्देश्य होता है घायल या पीड़ित व्यक्ति की जान बचाना।
- **ठीक होने में मदद करना (Preserve life):** पुनर्प्राप्ति या ठीक होने को बढ़ावा देना। छोटी–मोटी चोटें जैसे कि हड्डी का टूटना, खरोंच लगना या कटना आदि से निपटने के लिए इमरजेंसी उपचारकर्ताओं को प्रशिक्षित किया जाता है। वे पट्टियाँ लगाकर इस प्रकार की स्थितियों से आसानी से निपट सकते हैं।

4.4 Explain about orthopedic-assist devices
आर्थोपेडिक सहायता उपकरणों के बारे में बताएं।

उत्तर ओर्थोपेडिक असिस्ट डिवाइस (**Orthopedic-assist device**)

चलने एवं गतिशील करने वाले उपकरण (Walking and mobility device)

- यह चलने की क्रिया को सुधारने में सहायक होते हैं।
- यह स्वयं चलते समय संतुलन बनाए रखने में सहायता करते हैं।
- यह ऊपरी धड़ से वजन को सीधा वहन कर पैर पर वजन को कम करते हैं। उदाहरण– बेंत, लाठी, वॉकर, क्रच (Crutches)

केन या चलने का डंडा (Cane/walking stick)

- यह आसन की स्थिरता (Postural stability) में सुधार करता है।
- जब कम स्थिरता सुधार की आवश्यकता होती है, तब इसे प्रयोग किया जाता है।
- यह हल्की लकड़ी या धातु से बनती है।

वैसाखी (Crutches)

- यह व्यक्ति अपनी बगल में लगा करा इससे जुड़े डंडे द्वारा अपने पैर को सहारा देता है।
- यह व्यक्ति के बेस सहयोग (base support) के दायरे को बढ़ाने में मदद करता है।
- जिन व्यक्तियों में एक पैर नहीं होता या पैर में कोई कमी है वो यह प्रयोग करते हैं।

वॉकर (Walker)

- इसमें चार पैर (Four legs) एवं तीन किनारे (Three sides) होते हैं।
- यह व्यक्ति को चलते समय चौड़ा आधार (Wide base) प्रदान करते हैं।
- जिन लोगों को चलते समय छड़ी से ज्यादा सहयोग चाहिए, वो इसे प्रयोग करते हैं।

4.5 Management of dysentery (पेचिश का प्रबंधन)

उत्तर पेचिश का प्रबंधन (**Management of dysentry**)

- निर्जलीकरण से बचने के लिए अधिक मात्रा में तरल पदार्थ लें, जैसे नारियल पानी, सादा पानी और ORS घोल।
- दर्द और बुखार के लिए पैरासीटामोल का इस्तेमाल किया जाता है।
- शिगेलोसिस के गंभीर मामलों में, संक्रमण को पूरी तरह से हटाने के लिए डॉक्टर Antibiotics दवाओं का कोर्स देता है।
- जिस कारण से संक्रमण है उसका पता लगाया जाए एवं उपयुक्त दवा द्वारा उसका उपचार किया जाए। जैसे अमीबिक पेचिश का इलाज मेट्रोनिडाजोल और टिनिडाजोल द्वारा किया जाता है।

- यह स्थिति अधिक गंभीर है तो शरीर में द्रव की मात्रा बनाए रखने के लिए IV fluids का प्रयोग करें।
- रोगी को एवं उसकी देखभाल करने वाले व्यक्ति को नियमित Antiseptic soap से हाथ धोने के लिए कहें।
- पोषण एवं भोजन पर विशेष ध्यान दें। तरल पदार्थ का सेवन करें जैसे छाछ, नींबू पानी, ताजा जूस
- पीने को उबालकर पियें।
- खाने को अच्छे से पका कर खाएँ एवं किसी भी प्रकार का कच्चा खाना न खाएं।

4.6 Write short notes on polyps

पॉलीप्स पर संक्षिप्त नोट्स लिखें।

उत्तर पालीप्स (Polyps).

पालीप्स, ऊतकों (Tissues) की असामान्य वृद्धि को कहते हैं, तो सामान्यतः छोटे मरासम की तरह दिखते हैं। यह सबसे आमतौर पर बड़ी आंत पर पाये जाते हैं।

कारण (Causes)
- सूजन (Swelling)
- बाहरी वस्तुएँ (External object)
- सिस्ट (Cyst)
- ट्यूमर (Tumor)
- कोलन कोशिकाओं के जीन में गड़बड़ी (Genetic mutation in colon cells)
- पेट में धीरे–धीरे या लंबे समय तक सूजन (Chronic inflammation in stomach)
- एस्ट्रोजन की अधिक मात्रा (Excessive estrogen)

निदान (Diagnosis)
- एक्स-रे (X-ray)
- अल्ट्रासाउंड (Ultrasound)
- सी टी स्कैन (CT scan)

उपचार (Treatment)
- सभी पॉलीप्स को उपचार की आवश्यकता नहीं होती है, खासकर यदि वे हानिकारक नहीं हैं।
- पॉलीप्स का उपचार कई कारकों पर निर्भर करता है, जिनमें शामिल हैं:
  - पॉलीप्स कैंसरकारी है या नहीं
  - पालीप्स की संख्या
  - स्थान
  - आकार

- अतिरिक्त पॉलिप स्क्रीनिंग (Additional polyp screening)
- संबंधित स्थितियों के लिए उपचार (Treatment of associated problems)

5. **Answer in details of any four of the following:**

5.1 **Define breast cancer. Explain the stages of breast cancer in detail. Write the nursing management of a patient undergoing breast cancer.**

स्तन कैंसर को परिभाषित करें। स्तन कैंसर के चरणों के बारे में विस्तार से बताएं। स्तन कैंसर से पीड़ित रोगी के नर्सिंग प्रबंधन को लिखें।

उत्तर स्तन कैंसर (Breast cancer)

जब स्तन के cell की संख्या एवं आकार में अनियंत्रित वृद्धि होती है (Hyperplasia and hypertrophy) तथा यह अवस्था Metastasis द्वारा शरीर के अन्य भाग को भी प्रभावित करती है, उसे स्तन कैंसर कहते हैं।

उत्तर फरवरी 2020 की प्रश्न संख्या 5.2 देखें।

5.2 **Define benign prostatic hyperplasia (BPH). List out its clinical manifestations. Write the postoperative nursing management of patient after transurethral resection of prostate (TURP).**

सौम्य प्रोस्टेटिक हाइपरप्लासिया (बीपीएच) को परिभाषित करें। इसकी नैदानिक अभिव्यक्तियों को सूचीबद्ध करें। प्रोस्टेट के ट्रांसयूरेथ्रल रिसेक्शन (टीयूआरपी) के बाद रोगी के पोस्ट–ऑपरेटिव नर्सिंग प्रबंधन को लिखें।

उत्तर फरवरी 2020 की प्रश्न संख्या 5.3 देखें।

5.3 **Define MI. Write down the clinical manifestations of MI. Explain the medical and nursing management of MI in detail.**

एमआई को परिभाषित करें। एमआई की नैदानिक अभिव्यक्तियाँ लिखिए। एमआई के चिकित्सा एवं नर्सिंग प्रबंधन को विस्तार से समझाइये।

उत्तर नवंबर 2022 की प्रश्न संख्या 5.3 देखें।

5.4 **Define fracture. Classify fracture. Write in detail about the care of patient with skeletal traction**

फ्रेक्चर को परिभाषित करें। फ्रेक्चर को वर्गीकृत करें। कंकाल कर्षण के रोगी की देखभाल के बारे में विस्तार से लिखें।

उत्तर अगस्त 2019 की प्रश्न संख्या 5.6 देखें।

उत्तर स्केलेटल ट्रेक्शन के रोगी की देखभाल

- Immobility की जटिलता को रोकने लिए कदम उठाना (Promote measures to prevent complication of immobility)
    - रोगी के बिस्तर के नीचे एक लकड़ी का बोर्ड लगाएँ ताकि कमर को सख्त सपोर्ट मिल सके।
    - रोगी को समय–समय पर बिस्तर पर थोड़ा घुमाते रहें तथा ट्रेक्शन के अनुसार रोगी को स्थिति प्रदान करें।

- रोगी को उपयुक्त मात्रा में द्रव प्रदान करें (2,000 से 2,500 mL) तथा संतुलित आहार प्रदान करें ताकि रोगी को कब्ज न हो।

- त्वचा की नियमितता बनाए रखना (Promote skin integrity)
  - पानी या हवा का गद्दा (Water or air mattress) उपयोग करें।
  - चादर को अच्छी तरह से फैलाएँ ताकि सलवट न पड़े।
  - रोगी को समय-समय पर त्वचा की देखभाल प्रदान करें तथा पीठ की मालिश करें।
  - त्वचा को कटाव या छिले होने के लक्षणों के लिए जाँचें। त्वचा में किसी प्रकार के तनाव या irritation की जाँच करें।
  - स्केलेटल ट्रेक्टशन निकालते समय वजन हटाएँ तथा लगाते समय ट्रेक्शन लगाएँ।
  - पिन के घुसने और निकलने के स्थान पर त्वचा की नियमितता (integrity) की जाँच करें।

- रोगी को शिक्षा प्रदान करें
  - अप्रभावित शरीर के भागों को सक्रिय व्यायाम कराएँ।
  - रोगी को उठने-बैठने के लिए ट्रेपीज (Trapeze) का प्रयोग करें।
  - प्रत्येक घंटे रोगी को गहरी साँस (deep-breathing) लेने के लिए प्रोत्साहित करें।

- रोगी को आत्म देखभाल (Self-care) प्रदान करें
  - रोगी को सुबह और शाम को नियमित रूप से दैनिक देखभाल प्रदान करें।
  - रोगी को संतुलित आहार प्रदान करें एवं उसे खाने के लिए प्रेरित करें।
  - रोगी के मानसिक स्वास्थ्य को बनाए रखने उसे अन्य क्रियाओं, जैसे टी.वी. देखना, गाने सुनना आदि प्रदान करें।
  - रोगी को अपनी आत्म देखभाल स्वयं अधिक से अधिक करने के लिए प्रेरित करें।
  - रोगी की देखभाल करते समय रोगी को एकांत (Privacy) प्रदान करें।
  - रोगी को ऐसा कोई भी कार्य न करने की सलाह दें जिससे ट्रेक्शन पर जोर पडे।
  - रोगी के हाथ एवं पैरों की समय–समय पर जाँच करें तथा उसके रंग, नमी, सूजन, संक्रमण के लिए जाँचें।
  - रोगी के ट्रेक्शन में पिन घुसने के स्थान पर ड्रेसिंग करें।

- ट्रेक्शन ऑपरेटस की देखभाल (Maintenance of the traction apparatus)
  - ट्रेक्शन ऑपरेटस की सीधाई (Alignment) को बनाए रखें।
  - यदि ट्रेक्शन सीधा नहीं है या उसमें वजन कम या ज्यादा है तो डॉक्टर को बताएँ।

- नर्स को रोगी के ट्रैक्शन के वजन को समय–समय पर चेक करना चाहिए।
- ट्रेक्शन की रस्सियाँ सीधी रहें और उसमें कोई गाँठ या मरोड़ न हो।
- ट्रेक्शन के वजन आराम से हवा में लटके होने चाहिए ।

5.5 **Define cataract, List out the causes of cataract. Discuss the pre- and post-operative nursing care of patient with cataract.**

मोतियाबिंद को परिभाषित करें। मोतियाबिंद के कारणों की सूची बनाएं। मोतियाबिंद के रोगी की ऑपरेटिव नर्सिंग देखभाल से पहले और बाद की देखभाल पर चर्चा करें।

उत्तर फरवरी 2020 की प्रश्न संख्या 5.1 देखें।

मोतियाबिन्द के कारण (Causes of cataract)

- उम्र का बढ़ना (Advancing age)
- डायबिटीज (Diabetes)
- अत्यधिक मात्रा में शराब का सेवन (Excessive consumption of alcohol)
- सूर्य के प्रकार का अत्यधिक एक्सपोज़र (Excessive exposure of sunlight)
- मोतियाबिंद का पारिवारिक इतिहास (Family history of cataract)
- उच्च रक्तचाप (High blood pressure)
- मोटापा (Obesity)
- आँखो में चोट लगना या सूजन (Injury or inflammation of eye)
- पहले हुई आँखों की सर्जरी (Previous eye surgery)
- कार्टिस्टेरॉयड दवाई का लबे समय तक प्रयोग (Long use of cortico-steroid medication)
- धूम्रपान (Smoking)

5.6 **Define bone marrow transplantation. List out the indications of bone marrow transplantation. Write down the role of nurse in bone marrow transplantation.**

अस्थि मज्जा प्रत्यारोपण को परिभाषित करें। अस्थि मज्जा प्रत्यारोपण के संकेतों की सूची बनाएं। मज्जा प्रत्यारोपण में नर्स की भूमिका लिखिए।

उत्तर बोन मैरो प्रत्यारोपण (Bone marrow transplantation):

यह एक ऐसी प्रक्रिया है जहाँ रोगी के क्षतिग्रस्त (Damaged) स्टेम सेल को स्वस्थ स्टेम सेल (Stem cell) से बदल दिया जाता है। यह प्रतिस्थापन संक्रमण और विकारों को रोकने के लिए शरीर को पर्याप्त रेड ब्लड सेल्स, WBC और प्लेटलेट्स का उत्पादन करने में मदद करता है।

निर्देश (Indication)

- घातक रोग (Malignant diseases)
  - मल्टिपल मायलोमा (Multiple myeloma)
  - Hodgkin and non-Hodgkin lymphoma

- – तीव्र मायलाइड ल्यूकीमिया (Acute myeloid leukemia)
- – तीव्र लिम्फोसाइटिक ल्यूकीमिया (Acute lymphocytic leukemia)
- – मायलोडिस्प्लाटिक सिंड्रोम (Myelodysplastic syndrome)
- – क्रोनिक मोलाइड ल्यूकीमिया (Chronic myeloid leukemia)
- – आवश्यक थ्रोम्बोसाइटोपोनिया एवं पॉलीसाइथीमिया (Essential thrombocytopenia and polycythemia)
- अघातक रोग (Nonmalignant diseases)
  - – एप्लास्टिक एनीमिया (Aplastic anemia)
  - – सीवियर कंबाइंड इम्यूनोडेफिसिएन्सी सिन्ड्रोम (Severe combined immunodeficiency syndrome)
  - – थैलेसीमिया (Thalassemia)
  - – सीकल सेल रोग (Sickle cell disease)

बोनमेरो प्रत्यारोपण में नर्स की भूमिका (Role of nurse in bone marrow)

- प्रत्यारोपण के बाद देखभाल (Care after transplantation)
  - – प्रत्यारोपण के बाद रोगी को कई दिनों या हफ्तों तक अस्पताल में Strict asepsis में रखा जाता है।
  - – स्थिति की निगरानी के लिए नियमित रक्त परीक्षण एवं अन्य आवश्यक परीक्षण करेंगे।
  - – उसके Vital signs को नियमित रूप से मॉनीटर करेंगे।
  - – रोगी के द्रव की मात्रा का ध्यान रखेंगे तथा निर्जलीकरण से बचाएँगे।
- संक्रमण की रोकथाम (Prevention of infection)
  - – शरीर में किसी भी प्रकार के प्रत्यारोपण के बाद संक्रमण होने की संभावना बढ़ जाती है।
  - – रोगी को एक एकांत कमरे (Isolation room) में रखेंगे ।
  - – उसको मिलने वालों को दूर से रोगी से मिलने की सलाह देंगे तथा नियंत्रित समय एवं बहुत कम लोगों को ही मिलने की सलाह देंगे।
  - – रोगी की देखभाल के दौरान Barrier nursing का प्रयोग करेंगे।
  - – नर्स को प्रत्येक प्रक्रिया से पहले एवं बाद में हाथ धोना आवश्यक है।
  - – सभी नर्स एवं डॉक्टरों द्वारा मास्क एवं ग्लब्स का प्रयोग आवश्यक है।
- पोषण (Nutrition)
  - – प्रत्यारोपण की प्रक्रिया के दौरान व्यक्ति को कई प्रकार की दवाएँ दी जाती है। यह दवाएँ वजन को बढ़ाती हैं।
  - – रोगी को प्रत्यारोपण के बाद अच्छे आहार की भी आवश्यकता होती है।
  - – इसलिए नर्स को आहार विशेषज्ञ के साथ मिलकर रोगी के लिए एक समायोजित आहार की सूची तैयार करनी चाहिए ताकि रोगी को उसकी आवश्यकता अनुसार पोषक आहार प्राप्त हो सके।

- खाध पदार्थों द्वारा होने वाले संक्रमण को रोकने के लिए खाद्य सुरक्षा निर्देश प्रदान करें।
- नमक के सेवन को नियंत्रित करें।

• दवाएँ (Medicine)
- रोगी में किसी अन्य व्यक्ति के रक्त को प्रत्यारोपित किया जाता है। जिससे Rejection का खतरा रहता है। इस Rejection को न होने देने के लिए रोगी को कई तरह की दवाएँ दी जाती हैं, जो रोगी की प्रतिरक्षा प्रणाली की प्रतिक्रिया को कम करने में मदद करती है।
- प्रतिरक्षा (Immunity) कम होने के कारण रोगी में संक्रमण का खतरा बढ़ जाता है, इसलिए उसे संक्रमण से बचाने पर विशेष ध्यान देंगे।

• सहयोग प्रदान करना (Provide support to patient)
- रोगी की सामाजिक, मानसिक एवं आर्थिक स्थिति का आंकलन करें।
- जितना संभव हो व्यक्ति को उसके परिवार से बात करने के लिए प्रोत्साहित करें।
- दूर से परिवार के सदस्यों को रोगी को देखने की अनुमति दें। (कांच के दरवाजे के पीछे से।)
- रोगी को अपनी मानसिक दशा का वर्णन करने के लिए प्रोत्साहित करें।
- उसकी घबराहटों का आंकलन करें एवं उत्तरों द्वारा उनका निवारण करने की कोशिश करें।

MEDICAL SURGICAL NURSING–II

November 2022

Course: Diploma in General Nursing and Midwifery   **Year:** Second

Subject: Medical Surgical Nursing-II   **Code:** 4507

Time: 3 hours   **M. Marks:** 75

1. Four options of answer of each question are given. Only one option is correct. Choose and write only correct option after writing question no. **5**

1.1 The risk for TB increases with which of the following disease conditions?

निम्न में कौन-सी बीमारी में टीबी होने का खतरा रहता है?

(a) With myocardial infarction (मायोकार्डियल इन्फार्कशन के साथ)

(b) With AIDS (एड्स के साथ)

(c) In liver carcinoma (लीवर कार्सिनोमा में)

(d) In stroke (स्ट्रोक में)

उत्तर (b) With AIDS (एड्स के साथ)   1

1.2 Which disease condition is caused by infection and inflammation of parotid gland?

निम्न में कौन-सी बीमारी का लक्षण पैरोटिड ग्रंथी की सूजन या संक्रमण द्वारा होता है।

(a) Measles (खसरा)

(b) Mumps (मम्प्स)

(c) Goiter (घेंघा)

(d) Chickenpox (चिकेनपॉक्स)

उत्तर (b) Mumps (मम्प्स)   1

1.3 The term used to describe "fat in feces" is:

निम्न में जो शब्द स्टूल फैट को परिभाषित करता है–

(a) Hematuria (हेमट्यूरिया)

(b) Occult blood (ऑकल्टब्लड)

(c) Melena (मेलेना)

(d) Steatorrhea (स्टिऐटॉरीआ)

उत्तर (d) Steatorrhea (स्टिऐटॉरीआ)   1

1.4 **Parkinson disease is caused by deficiency of which neurotransmitter?**
पार्किंसंस रोग में कौन से न्यूरोट्रांसमीटर की कमी होती है?
    (a) Acetylcholine (एसिटाइलकोलाइन)
    (b) Cyanocobalamin (साइनोकोबालामीन)
    (c) Dopamine (डोपामाइन)
    (d) Adrenaline (एड्रिनलिन)
उत्तर (c) Dopamine (डोपामाइन)   1

1.5 **Neck stiffness in meningitis is called as:**
निम्न में मेनिन्जाइटिस में गर्दन की ऐंठन कहलाती है–
    (a) Nuchal (rigidity न्यूकल कठोरता)
    (b) Bradykinesia (ब्रेडीकिनेसिया)
    (c) Kernig sign (कर्निंग चिन्ह)
    (d) Brudzinski sign (ब्रुडजिंस्की चिन्ह)
उत्तर (a) Nuchal rigidity (न्यूकल कठोरता)   1

2. **Choose right and wrong in the following statements:**   5

2.1 **Serum potassium less than 3–5mEq/L is hypokalemia, 3–5 mEq/L**
से कम सीरम पोटशियम हिपोकैलिमिया है।
उत्तर सही   1

2.2 **Hepatitis is a mode of transmission in fecooral route.** हेपेटाइटिस ए
संचरण का एक तरीका फेको–ओरल मार्ग है।
उत्तर सही   1

2.3 **Oliguria is urine output less than 400 mL/day or <20 mL/hour**
ओलिगुरिया में पेशाब का उत्पादन 400 मिलीध्दिन या 20 उस् ध्घंटा से कम
होता है।
उत्तर सही   1

2.4 **Urolithiasis is calculi in kidney.**
यूरोलिथियासिस गुर्दे में पथरी है।
उत्तर सही   1

2.5 **ECG is recording of electrical activity of brain.**
ईसीजी मस्तिष्क की विद्युत गतिविधि की रिकॉर्डिंग है।
उत्तर गलत   1

3. **Fill in the blanks:**   5

3.1 BPH stands for................................
बीपीएच का फुलफॉर्म है................................
उत्तर Benign prostate hypertrophy   1

3.2 The condition of excessive urination is called as ....
ज्यादा पेशाब बनना कहलाता है...

उत्तर Polyuria 1

3.3 Accumulation of pus in pleural cavity is.................................
शरीर के प्लूरल गुहा में मवाद बनना कहलाता है.............................

उत्तर Empyema 1

3.4 TSH full form is...
टीएसएच का फुल फार्म है ....

उत्तर Thyroid-stimulating hormone 1

3.5 An................................. is a drug that is effective against vomiting and nausea

.... वह दवा है जो उल्टी और मतली के खिलाफ प्रभावी है।

उत्तर Antiemetic 1

4. **Write short notes on any four of the following:**

4.1 **Role of nurse in pain management (दर्द प्रबंधन में नर्स की भूमिका)**

उत्तर पीड़ा प्रबंधन में नर्स की भूमिका (Role of nurse in pain management)

पीड़ा होने पर नर्स कई प्रकार से रोगी की सहायता कर सकती है। पीड़ा से आराम दिलाने के लिए निम्नलिखित चार प्रकार की तकनीक प्रयोग की जाती हैं–

1. शारीरिक तकनीक (Physical methods): दर्द से छुटकारा दिलाने के लिए नर्स रोगी को शारीरिक तरीकों के बारे में बताती है। यह तकनीक निम्नलिखित हैं–

   – गर्म और ठंडी थेरैपी: नर्स दर्द को कम करने के लिए हॉट एंड कोल्ड (hot and cold) थेरेपी का प्रयोग कर सकती है।

   – मालिश (Massage): पीड़ा में आराम प्रदान करने के लिए नर्स रोगी की मालिश कर सकती है या उसे इसकी सलाह दे सकती है।

   – एक्यूपंक्चर (Acupuncture): यह सटीक बिंदुओं पर त्वचा पर पतली सुइयों को लगाने वाला एक चिकित्सकीय उपचार है जो प्रोफेशनल द्वारा किया जाता है। नर्स पीड़ा में रोगी को इसकी सलाह प्रदान कर सकती है।

2. मानसिक–शारीरिक तकनीक (Mind-body techniques): इस तकनीक में मनोविज्ञान और शरीर को मिलाकर कुछ ऐसी क्रियाएँ की जाती हैं, क्रियाएँ मनोविज्ञानिक द्वारा की जाती हैं।

   – संज्ञानात्मक व्यवहार थेरैपी (Cognitive behavioral therapy): पुराने दर्द के लिए मनोवैज्ञानिक में उपचार Cognitive behavioral therapy शामिल हैं। इसमें रोगी के साथ संभावित दर्द के बारे में बात की जाती है और दर्द निवारण किया जाता है।

- योग (Yoga): नर्स रोगी को योग क्रिया के लिए प्रेरित कर सकती है जिससे उसे आराम मिले। योग शारीरिक एवं मानसिक रूप से फायदा प्रदान करता है।

3. **आराम के तरीके (Relaxation method):** दर्द प्रबंधन में नर्स रोगी की निम्नलिखित सहायता कर सकती है–
   - गहरी साँस लेने की तकनीक (Deep breathing): धीमी और आराम से साँस लेने के तरीके, जैसे कि बॉक्स ब्रीदिंग, तनाव को दूर करने में मदद करते हैं।
   - शांति से सोचना (Meditation): शांत दृश्य की कल्पना करने में 5 मिनट बिताएं।
   - शांत करने वाली गतिविधियाँ: इसके लिए कोई किताब पढ़ सकते हैं, पसंद का खाना खा सकते हैं, पसंद का संगीत सुन सकते हैं।

4. **दवाई से उपचार (Drug therapy):** दर्द से छुटकारा पाने के लिए नर्स दवाओं का भी इस्तेमाल कर सकती है। यह दर्द से छुटकारा दिलाने का सबसे प्रभावी तरीका है। दर्द से आराम के लिए नर्स रोगी को निम्नलिखित दवाएँ दे सकती है–
   - नॉन-स्टेरोइडल एन्टी-इंफ्लेमेटरी दवाएँ (Non-steroidal anti-inflammatory drug)
   - एंटीडिप्रेसंट (Antidepressant)
   - बीटा अवरोधक (Beta-blockers)
   - कैनाबिस (Cannabis)
   - मारफीन (Morphine)

4.2 Nursing management in hypovolemia.
हाइपोवोलेमया (द्रवमात्राकमी) में नर्सिंग प्रबंधन

उत्तर हाइपोबोलेमिया का नर्सिंग प्रबंधन

- **नर्सिंग आकलन (Nursing assessment)**
  हाइपोवाल्यूमिया के लक्षणों का आंकलन करें–
  - इतिवृत (History): कारण का पता लगाएँ तथा इसको ठीक करने का उपाय बताएं।
  - Vital signs: जाँच करे कोई भी उपाय करने से पहले व्यक्ति के vital sign की जांच करें ।
  - चोट (Trauma): यदि hypovolemia का कारण चोट है तो इसका पता लगाएँ, ताकि इस प्रकार इसका प्रबंधन किया जा सके।

- **नर्सिंग निदान (Nursing diagnosis)**
  - Metabolic acidosis का जोखिम जिसका संबंध कैपिलरी में रक्त की मात्रा का कम होना है।
  - द्रव की मात्रा में कमी (Deficient fluid volume) जिसका संबंध शरीर से सक्रिय रूप से द्रव का नुकसान होना है।
  - अप्रभावी टिसू परफ्यूज़न (Ineffective tissue perfusion)
  - स्वयं की देखभाल की कमी (Self-care deficit) जिसका संबंध कमजोरी है।
  - घबराहट (Anxiety)
- **नर्सिंग प्रबंधन (Nursing interventions)**
  - रक्त को चढ़ाना (Blood administration): रोगी के रक्त का प्रकार पता करें तथा उसे रक्त चढ़ाएँ।
  - द्रव को चढ़ाना (Administration of fluids): द्रव की कमी के अनुसार नर्स रोगी के द्रव की मात्रा का आंकलन करती है एवं द्रव चढ़ाते समय Cardio vascular overload के चिन्हों का ध्यान रखें।
  - वजन को मॉनीटर करना (Monitor weight): व्यक्ति के वजन की प्रतिदिन जाँच करें विशेषकर यदि रोगी के मूत्र की मात्रा कम हो गई या सक्रिय द्रव की कमी हो गई है।
  - Vital sign की मॉनीटरिंग: प्रत्येक 15 मिनट से एक घंटे के अंतराल पर रोगी के vital signs की जाँच करें।
  - आक्सीजन प्रदान करना (Oxygen administration): रोगी को oxygen प्रदान करें ताकि रक्त में ऑक्सीजन की मात्रा बढ़ा सकें।
- आंकलन (Evaluation)
  - शरीर में द्रव मात्रा को कार्यशील स्तर पर लाना।
  - द्रव की कमी के कारण की जानकारी प्राप्त करना।
  - रोगी का सामान्य BP एवं अन्य vital signs बनाए रखना।
  - शरीर की त्वचा का लचीलापन बनाए रखना।
  - रोगी की consciousness को बनाए रखना।

4.3 Gynecomastia (गाइनेकोमैस्टिया)

उत्तर गायनेकोमैस्टिया (Gynecomastia)

परिभाषा: यह पुरुषों में होने वाली एक आम समस्या है जिससे पीड़ित पुरुष के स्तनों का आकार सामान्य से अधिक बढ़ जाता है। स्तनों का आकार बढ़ने के कारण वे महिलाओं के स्तनों की तरह दिखाई पड़ते हैं।

गायनेकोमैस्टिया के कारण (Causes of gynecomastia)

- अत्यधिक जिमिंग (Excessive gyming)
- पूरक आहार (Balanced diet)
- हार्मोनल असंतुलन (Hormonal imbalances)
- मोटापा (Obesity)
- आनुवंशिक (Hereditary)
- अधिक हर्बल उत्पाद (Excessive herbal product)

जोखिम कारक (Risk factors)

- हार्मोन को प्रभावित करने वाली कुछ दवाएं
- नशीले पदार्थ और शराब
- हायपरथायरायडिज्म (Hyperthyroidism)
- पारिवारिक इतिहास (Family history)

रोकथाम (Prevention)

- नियमित जाँच – यह महत्वपूर्ण है कि गाइनेकोमेस्टिया के जोखिम वाले व्यक्ति की नियमित जाँच हो।
- स्वस्थ वजन – नियमित व्यायाम और संतुलित आहार के माध्यम से स्वस्थ वजन रखने से मोटापे के कारण इसको रोकने में मदद मिल सकती है।
- चिकित्सकीय स्थितियों का इलाज
- नशीले पदार्थ न लें
- स्टेरॉयड से बचे

प्रबंधन (Management)

- चिकित्सकीय प्रबंधन (Medical management):
  - टेमॉक्सईफेन (Tamoxefene)
  - हार्मोन रिप्लेसमेंट थेरेपी (hormone replacement therapy)
- सर्जिकल प्रबंधन (Surgical management)
  - लिपोसक्शन (Liposuction): यह एक न्यूनतम इनवेसिव सर्जिकल प्रक्रिया है। यह स्तनों के आकार को कम करने और ऊतकों से अतिरिक्त वसा को हटाने के लिए एक प्रवेशनी का उपयोग करता है।
  - गाइनेकोमास्टिया सर्जरी (Gynecomastia surgery): यह एक शल्य चिकित्सा प्रक्रिया है जो स्तन से ग्रंथियों के ऊतक को हटा देती है।
  - संयोजन सर्जरी (Corrective surgery): अधिक व्यापक दृष्टिकोण के लिए स्तनों से अतिरिक्त वसा और ग्रंथियों के ऊतकों को हटाने के लिए संयोजन सर्जरी में लिपोसक्शन और गाईनेकोमास्टिया सर्जरी शामिल है।

4.4 Role of nurse in disaster management (आपदा प्रबंधन में नर्स की भूमिका)

उत्तर अगस्त 2019 की प्रश्न संख्या 4.6 देखें।

4.5 Leukemias (ल्यूकेमिया)

उत्तर ल्यूकोमिया (Leukemia)

परिभाषा: ल्यूकीमिया malignant विकारों के समूह की व्याख्या करने वाले शब्द हैं, जिसमें वह कैंसर शामिल होते हैं, जिसमें bone marrow, lymph system तथा Spleen द्वारा बनाए जाने वाले रक्त या रक्त बनाने वाले Tissue प्रभावित हो जाते हैं।

कारण

- क्रोमोसोम में परिवर्तन (Chromosomal mutation)
- रसायनिक पदार्थ, जैसे benzene (Chemical substance)
- Chemotherapeutic agents, जैसे Alkylating agents
- कुछ प्रकार के वायरस (Some types of viruses)
- रेडियेशन के अधिक संपर्क में आने वाले व्यक्ति। (Frequent exposure to radiation)

Immunological (कमियाँ) (Immunological deficiencies)

प्रकार

- Acute myelogenous leukemia (AML)
- Acute lymphocytic leukemia (ALL)
- Chronic myelogenous leukemia (CML)
- Chronic lymphocytic leukemia (CLL)

सामान्य लक्षण

- थकान एवं कमजोरी (Fatigue and weakness)
- सिरदर्द (Headache)
- बुखार (Fever)
- हड्डियों एवं जोड़ों की पीड़ा (Bone and joint pain)
- वजन घटना (Weight loss)
- यकृत एवं स्प्लीन का विस्तारण (Hepatosplenomegaly)
- एनीमिया (Anemia)
- भूख न लगना (Anorexia)
- रक्तस्राव (Bleeding)
- संक्रमण (Infection)
- मुँह में छाले (Mouth ulcers)

नैदानिक जाँच (Diagnostic test)

- Peripheral blood evaluation
- Bone marrow examination
- Lumbar puncture
- CT scan

प्रबंधन (Management)

- कीमोथैरेपी (Chemotherapy): यह थैरेपी चार अवस्थाओं में दी जाती है।
    1. Induction therapy: इस अवस्था में ल्यूकीनिया के cells को समाप्त किया जाता है। साथ ही कुछ सामान्य रक्त tissue को भी हानि पहुँचती है।
    2. Intensification therapy: इसे high-dose therapy भी कहते हैं। यह Induction therapy के तुरंत बाद कई महीनों तक दी जाती है।
    3. Consolidation therapy: यह remission आरंभ होने के बाद दी जाती है इस थैरेपी का उद्देश्य होता है, बचे हुए ल्यूकोमिया के cells को समाप्त करना।
    4. Maintenance therapy: इस दौरान कम डोज की दवाओं को 3 से 4 सप्ताह के अंतराल पर दिया जाता है। इस थैरेपी का उद्देश्य होता है शरीर को ल्यूकीनिया के cells से मुक्त रखना। कीमोथैरेपी में दी जाने वाली दवाएँ इस प्रकार हैं–
        ○ Alkylating agents, e.g.—Cyclophosphamide
        ○ Antitumor antibiotics, e.g.—Doxorubicin
        ○ Antimetabolites, e.g.—Methotrexate
        ○ Mitotic inhibitors, e.g.—Vincristine
- Bone marrow and stem cell transplantation
    - ल्यूकीमिया में bone marrow एवं stem cell transplantation भी एक थैरेपी है, जिसका उद्देश्य होता है, शरीर में उपस्थित सभी ल्यूकीमिया cells को समाप्त कर देना। इसे कीमोथैरेपी के साथ दिया जाता है।
- पोषण थैरेपी (Nutrition therapy)
    - ल्यूकीमिया एवं इसके उपचार के दौरान रोगी को पोषक आहार देना चाहिए।
    - रोगी को उसके स्वादानुसार, सादा, कम मिर्च–मसालेदार तथा संतुलित आहार दें।
    - उसे भोजन करने के लिए प्रोत्साहित करें।
    - थोड़े–थोड़े अंतराल पर छोटी–छोटी मील दें।
    - मुँह में छाले के लिए उपाय करें।
    - समय–समय पर उसकी पोषण-संबंधित आवश्यकताओं का आंकलन करें।
- संक्रमण की रोकथाम (Prevention of infection)
    - रोगी को ऐसे स्थान पर रखें जहाँ कम से कम लोगों का आना–जाना हो।
    - रोगी की देखभाल करने से पहले एवं बाद में हाथ को अच्छे से धोएँ।
    - रोगी की देखभाल में साफ–सफाई एवं asepsis का पूरा ध्यान रखें।

- यदि रोगी को Blood counts कम है, तो Barrier nursing का प्रयोग करें।
- परिवार के सदस्यों के मिलने की संख्या एवं समय को सीमित करें।
- जटिलताओं की रोकथाम (Prevention of complication)
  - ल्यूकेमिया तथा इसके उपचार से उत्पन्न होने वाली जटिलताओं का आंकलन करें।
  - रोगी को इन जटिलताओं के बारे में जानकारी प्रदान करें।
  - जटिलताओं की रोकथाम करने या उनको कम करने के उपाय रोगी को बताएँ।
  - Aseptic तथा asepsis का ध्यान रखें।

4.6 Blepharitis (ब्लेफेराइटिस)

उत्तर ब्लेफेराइटिस (Blepharitis)

यह आँखों की पलकों के किनारों की एक सामान्य दीर्घकालिक प्रदाह स्थिति है, जिसमें दोनों आँखें प्रभावित होती हैं।

कारण
- Staphylococcal microorganism
- Seborrheal microorganism

नैदानिक अभिव्यक्ति (Clinical manifestation)
- आँखों में खुजली (Itching)
- जलन (Burning)
- उग्रता (Irritation)
- रोशनी में जाने से डर (Photophobia)
- Conjunctivitis होने का डर।

उपचार (Treatment)
- हाथों को अच्छे से धोना
- आँखों की सफाई
- त्वचा एवं सिर को Antiseborrheic शैम्पू से साफ करना।
- Ophthalmic antibiotic उपचार – Staphylococcal संक्रमण में करेंगे।
- किसी प्रकार के आँखों के संक्रमण का उचित उपचार

5. Write in detail on any four of the following:

5.1 अपूतिता को परिभाषित कीजिए। सर्जिकल/शल्यचिकित्सीय अपूतिता सिद्धांतों को विस्तार से लिखिए। Define asepsis. Write down in detail principles of surgical asepsis.

उत्तर एसेप्सिस की परिभाषा (Asepsis definition): रोगजनक सूक्ष्मजीवों से मुक्त होने की अवस्था होती है। यह एसेटिस रोग पैदा करने वाले सूक्ष्म जीवों से मुक्त होने की स्थिति है। यह दो प्रकार की होती है—

1. चिकित्सा (Medical)
2. शल्य चिकित्सा (Surgical asepsis)

सर्जिकल एसेप्सिस के सिद्धांत (Principles of surgical asepsis)

- हमेशा sterile क्षेत्र की ओर चेहरा रखें। Sterile क्षेत्र की तरफ कभी भी पीठ न करें। इसका कारण है कि जो वस्तु नजर से बाहर है उसे unsterile मानें।

- Sterile वस्तुओं को हमेशा अपनी कमर के स्तर से ऊंचा रखें या टेबल के स्तर से ऊँचा रखें। कमर के ऊपर के स्थान को, जहाँ तक नजर जाती है, उसे sterile माना जाता है।

- कभी भी Sterile क्षेत्र के ऊपर न ही छींकें, खाँसें या बोलें। यदि ऐसा करना भी पड़ता है तो मुँह को Sterile क्षेत्र से दूर कर के करें। ऐसा Droplet infection दूर करने के लिए किया जाता है।

- कभी भी Strile क्षेत्र के ऊपर से न गुजर या हाथों को गुजारें। जब non-sterile वस्तुओं को Sterile वस्तुओं के ऊपर से गुजारते हैं तो Gravity के कारण सूक्ष्म जीवाणु Sterile क्षेत्र में जा सकते हैं।

- Unsterile वस्तुओं को Sterile वस्तुओं से दूर रखें। यदि unsterile वस्तुओं को sterile वस्तुओं के साथ रखा जाए तो सूक्ष्म जीवाणु उन्हें दूषित कर सकते हैं।

- Sterile क्षेत्र के आस–पास से अत्यधिक हवा के प्रवाह को दूर रखना चाहिए। यह Seterile क्षेत्र को दूषित कर सकते हैं।

- Sterile क्षेत्र को गीला होने से बचाएँ। पानी Sterile क्षेत्र और Unsterile क्षेत्र के मध्य सूक्ष्म जीवाणु को स्थानांतरित (Transfer) कर सकता है।

- Sterile क्षेत्र को सदा सूखा रखें। सूखी सतह से सूक्ष्म जीवाणु आसानी से पास नहीं हो पाते।

- Sterile क्षेत्र के किनारे को unsterile ही माना जाना चाहिए। क्योंकि un-sterile क्षेत्र से नजदीकी के कारण Sterile क्षेत्र भी दूषित हो सकता है।

- प्रत्येक Sterile supply के सामान को अच्छे से लेबल (label) करें तथा उन पर Sterilization के समय एवं तारीख की व्याख्या करें।

- कभी भी किसी वस्तु को sterile न समझें तथा कोई भी वस्तु प्रयोग करने से पहले उसकी sterilization की तारीख चेक करें।

- जब Sterile वस्तुओं को खोलें तो उसके आस पास झाड़ू या पोंछा न करें।

- Sterile क्षेत्र को छूने से पहले अच्छे से हाथ धोएँ तथा फिर गाउन, दस्ताने (Gloves) तथा मास्क पहने।

- Sterile पैकेज को इस प्रकार से खोलें कि wrapper के किनारे बाहर की तरफ रहें तथा sterile जगह को न touch करें।

5.2 सीओपीडी को परिभाषित करें। सीओपीडी के जोखिम कारकों को सूचीबद्ध करें। सीओपीडी के रोगी के चिकित्सा और नर्सिंग प्रबंधन का विस्तार से वर्णन करें।

Define COPD. Enlist risk factors of COPD. Describe in detail medical and nursing management of patient with COPD.

उत्तर **Chronic obstructive pulmonary disease**

परिभाषा (Definition)

COPD एक दीर्घकालिक (Chronic), प्रगतिशील (Progressive) रोग है, जिसमें व्यक्ति को साँस की तकलीफ होती है। यह रोग समय के साथ रोगी की स्थिति और खराब कर देता है।

कारण (Causes)

- धूम्रपान (Smoking)
- धूल (Dust)
- रासायनिक धुआँ (Chemical fumes)
- प्रदूषित हवा (Polluted air)

यह रोग तीन बीमारी से मिलकर बनता है। ये हैं–

1. Chronic bronchitis
2. Emphysema
3. Bronchial asthma

COPD के प्रभाव (Effects of COPD)

- श्वासनली एवं श्वसन कोषों (alveoli) की elasticity का कम होना।
- Alveoli का collapse होना।
- श्वासनली की दीवार का मोटा होना या प्रदाह (Inflammation) होना।
- अत्यधिक म्यूकस का स्त्राव (Mucus secretion) होना, जो कि श्वसन मार्ग में बाधा उत्पन्न करता है।

नैदानिक लक्षण (Clinical manifestation)

- Emphysema
    - साँस लेने मे तकलीफ (Dyspnea)
    - काम करने पर साँस की कमी (Dyspnea on exertion)
    - छाती का फूलकर ढोलक के आकार का होना (Barrel chest)
    - रक्त में ऑक्सीजन की कमी (Hypoxemia)
    - वजन में कमी (Weight loss)
    - कुपोषण (Malnutrition)
- Chronic bronchitis
    - अत्यधिक कफ बनना (Excessive cough production)
    - ब्रोन्कस में संकुचन होना (Bronchospasm)

- – जल्दी–जल्दी श्वसन मार्ग का संक्रमण (Frequent respiratory infection)
- – साँस लेने में तकलीफ (Dyspnea and dyspnea on exertion)
- – Hypoxemia एवं Hypercapnia
- – शरीर का नीला पड़ना (Cyanosis)
- – RBC की मात्रा का अत्यधिक बढ़ना (Polycythemia)
- Asthma
  - – साँस लेने में तकलीफ (Dyspnea)
  - – हांफना (Panting)
  - – खाँसी (Cough)
  - – आगे की तरफ झुकना (Stopping forward)
  - – Tachypnea (Respiratory rate >25–40/min)
  - – Tachycardia (Pulse rate >130/min)
  - – घबराहट (Anxiety)
  - – स्त्राव (Secretions)

नैदानिक जाँच (Diagnostic test)

- इतिवृत्ति एवं शारीरिक जाँच (History and physical examination)
- सीने का X-ray (Chest X-ray)
- Pulmonary function test (PFT)
- थूक की जाँच (Sputum test for Gram stain culture)
- Arterial blood gas analysis (ABG)
- ECG
- Oximetry द्वारा क्रिया जाँच (Exercise testing with oximetry)

चिकित्सा प्रबंधन (Medical management)

1. रोगी को संपूर्ण आराम (Complete bed rest) प्रदान करें।
2. रोगी की क्रिया सीमित करें (Limit physical activity)
3. ड्रग थेरेपी (Drug therapy)
   - – श्वसन संक्रमण (Respiratory infection) के लिए Antibiotic दें।
   - – Bronchodilator therapy दें–
     - ○ B-adrenergic agonists—Epinephrine, Albuterol, Beclomethasone.
     - ○ Anticholinergics - Ipratropium
     - ○ Mucolytic–acetylcysteine
   - – Corticosteroids दें– Dexamethasone

4. Mucus secretion को बाहर निकालने तथा श्वसन क्रिया को आसान करने के लिए—
    - Chest physiotherapy दें।
    - Postural drainage करें।
5. रोगी को 3L/day IV fluid दें।
6. धूम्रपान निषेध करें (Smoking cessation)।
7. यदि साँस लेने में अधिक तकलीफ है तो निम्न स्तर पर O_2 (low-flow O_2) दें। अधिक Oxygen रोगी की हालत को और बिगाड़ सकती है।
8. रोगी एवं उसके परिवार को इस बीमारी, उसके प्रभाव तथा प्रबंधन की उचित जानकारी दें।

5.3   **मायोकार्डियल इंन्फार्कशन को परिभाषित करें। मायोकार्डियल इंन्फार्कशन के जोखिम कारकों और नैदानिक अभिव्यक्तियों की सूची बनाएं। मायोकार्डियल इंन्फार्कशन/रोधगलन वाले रोगी के चिकित्सा और नर्सिंग प्रबंधन का वर्णन करें।**
Myocardial infarction. Enlist risk factors and clinical manifestation of myocardial infarction, Describe medical and nursing management of patient with myocardial inferction.

उत्तर   Myocardial infarction

परिभाषा (Definition)

यह एक जानलेवा (Fatal) स्थिति है, जिसमें लम्बी अवधि तक Myocardial ischemia के कारण Myocardium का भाग क्षतिग्रस्त या मृत हो जाता है जिसके कारण हृदय की क्रिया पर प्रभाव पड़ता है।

दिल के दौरे के जोखिम कारक (Risk factors of myocardial infarction)

- उच्च कोलेस्ट्रोल का स्तर (High cholesterol level)
- उच्च रक्तचाप (High blood pressure)
- कम उम्र में परिवार के अन्य सदस्यों को कोरोनरी धमनी रोग
- मोटापा (Obesity)
- शिथिल जीवनशैली (Sedentary lifestyle)
- धूम्रपान एवं शराब का सेवन (Smoking and alcohol consumption)
- खराब टाइट (Imperfect diet)
- मधुमेह (Diabetes)

MI के संकेत और लक्षण (Signs and symptoms of MI)

- पीड़ा (Pain)
    - यह तीव्र प्रवृत्ति का होता है, जो आराम करने पर भी नहीं जाता है।
    - रोगी को सीने में भारीपन, दबाव, कसन, जलन, संकुचन तथा पिसने जैसा महसूस होता है।
    - यह पीड़ा गर्दन, जबड़े से होते हुए हाथों एवं पीठ तक पहुँच जाती है।

- मिचली एवं वमन (Nausea and vomiting)
- रोगी की त्वचा ठंडी एवं गीली होती है। इसे "Cold sweat" भी कहते हैं।
- रोगी का तापमान 100.4 °F तक बढ़ जाता है।
- शुरू में रोगी का BP एवं Heart rate बढ़ जाता है। बाद में BP कम हो जाता है।
- Urine output कम हो जाता है।
- Lungs में crackles नोट किया जा सकता है।
- Peripheral edema
- Jugular venous distention
- असामान्य हृदय ध्वनि S3 एवं S4 (Abnormal heart sound) सुनाई देती है।

MI के चिकित्सा प्रबंधन (Medical management of MI)

- **सामान्य प्रबंधन (General management)**
    - रोगी को ICU में भर्ती करें।
    - उसे गहन अवलोकन (Intense monitoring) में रखें।
    - रोगी को Morphine sulfate IV दें, जो पीड़ा से आराम देता है।
    - रोगी को Oxygen 2–4 L प्रति मिनट की दर पर Nasal cannula द्वारा दें।
    - रोगी को निरंतर IV amiodarone का infusion दें।
    - पहले कुछ घंटो में लगातार एवं नियमित vital signs की जाँच करें।
    - रोगी को संपूर्ण आराम (Complete bed rest) दें एवं उसकी क्रियाओं को सीमित करें।

- **दवाएँ**
    - **Fibrinolytic therapy**
        - MI का कारण कई बार Thrombus होता है, जो Ischemia करता है इसलिए रोगी को Fibrinolytic therapy दी जाती है।
        - e.g. Streptokinase
        - Recombinant plasminogen activator
    - **IV nitroglycerine**
        - यह पीड़ा कम करती है तथा हृदय का कार्य भी कम करती है। (Reduces preload and afterload)
    - **Antiarrhythmic drugs**
        - Atropine
        - Digoxin
        - Lidocaine
    - **Morphine**
        - यह घबराहट, डर को कम कर हृदय का कार्य भार कम करती है।
    - **B-adrenergic blockers**
        - यह हृदय गति (Heart rate), myocardial contractility को कम करता है।

- ○ Metaprolol
- ○ Propranolol
- ○ Esmolol
- – **Angiotensin and converting enzyme inhibitors (ACE inhibitors)**
  - ○ Captopril
  - ○ Enalapril
- – **Stool softener**
  - ○ MI में रोगी को कब्ज हो जाता है। यदि इसका उपचार समय पर नहीं किया तो यह Cardiovascular system को प्रभावित कर सकता है।
- • **Cardiac catheterization करेंगे।**
- • **Percutaneous coronary intervention (PCI)**
- • **पोषण थेरेपी (Nutritional therapy)**
  - – कम वसा (Fat) एवं Cholesterol का आहार दें।
  - – Sodium का उपयोग सीमित करें।

याद रखने के लिए—**MONA**-**M**orphine, **O**xygen, **N**itroglycerine, **A**spirin, Cardiac catheterization

---

MI रोगी का नर्सिंग केयर प्लान (Nursing care plan for MI patient)

नर्सिंग निदान (Nursing diagnosis)	अपेक्षित परिणाम (Expected output)	नर्सिंग हस्तक्षेप (Nursing intervention)
• तीव्र पीड़ा जिसका संबंध Myocardial ischemia एवं घटी Myocardial oxygen से है। (Acute pain related to myocardial ischemia and decreased myocardial oxygen supply)	• रोगी की पीड़ा को कम करना।	• रोगी की पीड़ा का आंकलन निम्नलिखित के लिए करें – तीव्रता (Intensity) – स्थिति (Location) – विस्तार (Radiation) – अवधि (Duration) • रोगी की पीड़ा का आंकलन 0 से 10 के Rating scale पर करें। • Oxygen 2-4 L/min की दर पर दें। • Inj Morphine sulfate IV दें। • Fibrinolytic therapy दें। • 12 लीड का ECG करें। • रोगी की लगातार एवं नियमित Cardiac monitoring करें। • रोगी के Vital signs की नियमित जाँच करें। • Peripheral pulse एवं Capillary refill time जाँचें।

नर्सिंग निदान (*Nursing diagnosis*)	अपेक्षित परिणाम (*Expected output*)	नर्सिंग हस्तक्षेप (*Nursing intervention*)
• अप्रभावी टिसू परफ्यशन जिसका संबंध Myocardial Injury से है। (Impaired tissue perfusion related to Myocardial Injury)	प्रभावी टिसू परफ्यूशन स्थापित करना।	• Vital signs को प्रति घंटे मॉनीटर करें। • रोगी को संपूर्ण आराम प्रदान करें तथा क्रिया सीमित करें। • रोगी को Oxygen प्रदान करें। • रोगी के Fluid balance का आँकलन करें। • Intake-output chart बनाएँ। • प्रतिदिन वज़न करें।
• घबराहट जिसका संबंध मृत्यु, पीड़ा या जीवनशैली में बदलाव के अवबोधन से है। (Anxiety related to perception of death] pain or change in Lifestyle)	घबराहट का नियंत्रित करना।	• रोगी की घबराहट के स्तर का आँकलन करें। • रोगी द्वारा मौखिक एवं अमौखिक घबराहट के चिन्हों का आँकलन करें। • रोगी को आश्वासन (Reassure) दें। • रोगी को तनावमुक्ति (Relaxation) की तकनीक सिखाएँ। • परिवार को रोगी की देखभाल में शामिल करें। • रोगी को अपनी भावना एवं भय अभिव्यक्त करने के लिए प्रोत्साहित करें। • रोगी को उसके रोग, उपचार, जटिलताओं आदि से संबंधित संपर्ण जानकारी प्रदान करें।
• क्रिया असहिष्णुता जिसका संबंध थकान से है। (Activity intolerance related to fatigue)	रोगी को उसकी क्षमता अनुसार क्रिया करने में सहयोग करना।	• रोगी की ऊर्जा स्तर, कार्य करने की क्षमता एवं इच्छा का आँकलन करें। • रोगी को आराम प्रदान करें ताकि वह अपनी ऊर्जा का संरक्षण कर सकें। • रोगी को सिर्फ सीमित कार्य करने के लिए प्रेरित करें। • भारी एवं दबाव वाली क्रियाएँ न कराएँ। • रोगी के Vital signs एवं Oxygen स्तर को नियमित रूप से मॉनीटर करें। • रोगी को अपने कार्य का Routine स्थापित करने में सहायता प्रदान करें।

5.4 स्ट्रोक को परिभाषित करें। स्ट्रोक के शुरुआती संकेत और लक्षणों को सूचीबद्ध करें। स्ट्रोक के कारणों को सूची बद्ध करें। स्ट्रोक के आपातकालीन प्रबंधन का वर्णन करें।

Define stroke. Enlist early signs and symptoms of stroke. Enlist the causes of stroke. Describe emergency management of stroke.

उत्तर Cerebrovascular Accidents/Stroke की परिभाषा–

यह एक सिंड्रोम हैं, जो तब उत्पन्न होता है, जब दिमाग में रक्त संचरण उपयुक्त मात्रा में नहीं होता, जिसके कारण ischemia हो जाता है या दिमाग में क्षति के कारण रक्तस्त्राव (Hemorrhage) शुरू हो जाता है, जिससे neurological deficit के लक्षण उत्पन्न होते हैं।

Stroke के चिह्न और लक्षण (Signs and symptoms of CVA)

- सिरदर्द (Headache)
- लडखड़ा कर चलना (Ataxia)
- गर्दन में अकड़न (Nuchal Rigidity)
- बोलने में कठिनाई (dysarthria)
- निगलने में असमर्थता (Dysphagia)
- संवेदना की कमी (Decreased sensation)
- पशाचात (Paralysis)
- मुँह का एक तरफ झुकना (Facial drooping)
- बोलने में असमर्थता (Aphasia)
- आधा दृश्य दिखना (Hemianopsia)
- पहचानने में असमर्थता (Agnosia)
- धीमी पल्स (Slow Pulse)
- चेन–स्ट्रोक श्वसन (Cheyne-stroke respiration)
- मिचली एवं वमन (Nausea/Vomiting)
- उच्च रक्तचाप (Hypertension)
- देखने की क्षमता में बदलाव (Visual Changes)

कारण (Causes)

- Cerebral thrombosis
- उच्च रक्तचाप के कारण रक्तस्राव (Hypertensive bleeding)
- Cerebral embolism
- मस्तिष्क की Blood Vessels का फटना (Rupture of blood vessel of brain)

जोखिम कारक (Risk factors)

इसके दो प्रकार के जोखिम कारक होते हैं। एक जिनकों बदला नहीं जा सकता तथा दूसरे जिनको बदला जा सकता हैं।

बदले न जा सकने वाले कारक *Non-modifiable factors*	बदले जा सकने वाले कारक *Modifiable factors*
• आयु (age) • लिंग (Sex) • प्रजाति (Race) • वंशानुगत (Hereditary)	• मधुमेह (Diabetes mellitus) • उच्च रक्तचाप (Hypertension) • हृदय रोग (Heart disease) • मोटापा (Obesity) • शारीरिक शिथिलता (Physical inactivity) • धूम्रपान (Smoking) • ओरल गर्भ निरोधक (Oral Contraceptive) • बढ़ा हुआ Cholesterol स्तर (Increased cholesterol level) • असंतुलित आहार (Poor diet) • Hypercoagulability • माइग्रेन सिरदर्द (Migraine headache)

5.5 मधुमेह को परिभाषित करें। मधुमेह के जोखिम कारकों को सूचीबद्ध करें। मधुमेह के नैदानिक अभिव्यक्तियाँ लिखिए। मधुमेह की जटिलताओं को सूचीबद्ध करें।

Define diabetes mellitus. Enlist risk factors of Diabetes mellitus. Write down clinical manifestation of diabetes mellitus. Enlist complication of diabetes mellitus.

उत्तर **Diabetes Mellitus की परिभाषा—**

यह एक बहुतंत्र (Multisystem) रोग है जिसका संबंध असामान्य insulin के उत्पादन या असामान्य insulin प्रयोग या दोनों से होता है।

मधुमेह के जोखिम कारक (Risk factors of diabetes mellitus)

* बढ़ती उम्र (Advancing age)
* मधुमेह का पारिवारिक चिकित्सा इतिहास (Family history of diabetes mellitus)
* शारीरिक गतिविधि का अभाव (Absence of physical activity)
* मोटापा (Obesity)
* उच्च रक्तचाप (High blood pressure)
* उच्च कोलेस्ट्रॉल या ट्राइग्लिसराइड्स (High cholesterol or triglyceride)
* पॉलीसिस्टिक अंडाशय सिंड्रोम (Polycystic ovarian syndrome)
* तनाव या डिप्रेशन (Stress or tension)
* गर्भावधि मधुमेह (Gestational diabetes)
* जीवन शैली की आदतें जैसे धूम्रपान (Lifestyle habits)

मधुमेह की नैदानिक अभिव्यक्ति एवं प्रकार (Clinical manifestation along with types of diabetes mellitus)

प्रकार (Types)

- **Types I Diabetes Mellitus (Insulin dependent diabetes mellitus–IDDM)**
  - यह अधिकतर 30 साल की आयु से कम आयु के लोगों में होती हैं।
  - यह रोग Pancreas के Beta-cells के विकार के कारण होता है, जिसमें insulin का उत्पाद कम हो जाता है।
  - इसकी शुरूआत 11 से 13 वर्ष की आयु में होती है।
  - इस प्रकार के रोगी अधिकतर दुबले–पतले होते है।

  Clinical Manifestation (नैदानिक अभिव्यक्ति)
  - अधिक मात्रा में मूत्र आना (Polyuria)
  - अत्यधिक प्यास लगना (Polydipsia)
  - अत्यधिक भूख लगना (Polyphagia)
  - वजन का घटना (Weight loss)
  - कमजोरी एवं थकान (Weakness and fatigue)
  - Ketoacidosis
  - मुँह का सूखना (Dryness of mouth)
  - संवेदना की कमी (Paresthesia)

- **Type II Diabetes Mellitus (Non-insulin dependent Diabetes Mellitus-NIDDM)**
  - यह अधिक पाये जाने वाले प्रकार की Diabetes है।
  - यह अधिकतर 40 वर्ष की आयु से अधिक आयु के लोगों में पायी जाती है।
  - इस स्थिति में या तो insulin का उत्पाद कम मात्रा में होता है या पदेनसपद की मात्रा उपयुक्त होती है लेकिन टिसू (Tissues) द्वारा उसका प्रयोग ठीक प्रकार से नहीं हो पाता हैं।

  नैदानिक अभिव्यक्ति (Clinical Manifestation)
- Polyuria
- Polydipsia
- Polyphagia
- थकान (fatigue)
- बार–बार संक्रमण (recurrent infection)
- घाव भरने में समय लगना (Prolonged wound healing)
- दृष्टि में बदलाव (Visual changes)
- खुजली (Purritis)
- योनि संक्रमण (Vaginal infection)

Diabetes Mellitus की जटिलताएँ (Complications of diabetes mellitus)
- **Diabetes Ketoacidosis (DKA)**
  इसमें रोगी को insulin की कमी के कारण यह लक्षण होते हैं।
  - Hyperglycaemia
  - Ketosis
  - Acidosis
  - Dehydration
- Hyperglycaemia– शरीर में Glucose की कमी।
- Diabetic Retinopathy– अधिक hyperglycaemia के कारण रेटिना को क्षति होती है।
- Nephropathy– इसमें Kidney को Blood Supply करने वाली छोटी Blood veseels की क्षति (Damage) होती है, जिस कारण Kidney Failure में चली जाती हैं।
- Nephropathy– इसमें रोगी को Sensory Nephropathy हो जाती है, जिसमें रोगी की Sensory संवेदा (Sensation) चली जाती है।
- संक्रमण (Infection)
- Diabetic foot
- Angiopathy
- Hyperosmolar Hyperglycemic Non-ketotic syndrome -

5.6 निश्चेतना को परिभाषित करे। विभिन्न प्रकार के निश्चेतना क्या हैं? निश्चेतना/ एनेस्थीसिया के दौरान नर्स की भूमिका/उत्तरदायित्व लिखिए।

Define anesthesia. What are the different types of anesthesia. Write down role of nurse during anesthesia.

उत्तर **Anesthesia**

परिभाषा (Definition)

किसी शल्य क्रिया (Surgery) या प्रक्रिया (Procedure) से पहले रोगी की आंशिक या पूर्ण चेतना को कुछ समय के लिए कम करने के लिए किए गए, दवाओं के प्रयोग को anesthesia कहते हैं।

निश्चेतना के प्रकार (Types of Anesthesia)

निश्चेतना या संवेदनाहारी के प्रकार निम्नलिखित हैं

- **लोकल एनेस्थीसिया (Local anesthesia):** इस प्रकार का एनेस्थीसिया मामूली सर्जरी से पहले दिया जाता है, जैसे कि पैर के नाखून को हटाना। यह शरीर के एक छोटे, केंद्रित क्षेत्र में दर्द को कम करता है लेकिन उपचार करने वाला व्यक्ति सचेत रहता है।

- **क्षेत्रीय संज्ञाहरण (Systemic anesthesia):** यह प्रकार शरीर के पूरे हिस्से को सुन्न कर देता है और दर्द की अनुभूति को रोकता है, जैसे कि बच्चे के जन्म के दौरान शरीर के निचले हिस्से में।

- स्पाइनल संज्ञाहरण (Spinal anesthesia): इस प्रकार का उपयोग निचले अंगो और पेट की सर्जरी के लिए किया जाता है। एनेस्थेटिक देने वाला पेशेवर (Anesthetist) इसे पीठ के निचले हिस्से में इंजेक्ट करता है और निचले शरीर को सुन्न कर देता है।
- एपिड्यूरल एनेस्थीसिया (Epidural anesthesia): इस प्रकार के एनेस्थीसिया का इस्तेमाल अक्सर बच्चे के जन्म और निचले अंगों की सर्जरी के दर्द को कम करने के लिए किया जाता है। यह एक सुई इंजेक्शन के बजाय एक छोटे कैथेटर के माध्यम से रीढ़ की हड्डी के आसपास के क्षेत्र में प्रसारी प्रशारित किया जाता है।

- **जनरल एनेस्थीसिया (General anesthesia):** इस प्रकार के एनेस्थीसिया में व्यक्ति को दवाओं की मदद से पूरी तरह से बेहोश किया जाता है। इसलिए सर्जरी या ऑपरेशन के दौरान मरीज पूरी तरह इस बात से अनजान रहता है कि उसके साथ क्या हो रहा है।

Anesthesia देते समय नर्स के कार्य (Role of nurse in anesthesia)

Anesthesiansus से पूर्व कार्य (Role before giving anesthesia)

- रोगी को Anesthesia एवं उसके प्रभाव के बारे में जानकारी दें।
- रोगी से Anesthesia देने की लिखित अनुमति प्राप्त करें।
- रोगी का Pre-anesthetic checkup (PAC) कराएं तथा उसकी History तथा किसी प्रकार की दवा से allergy आदि की जानकारी एकत्रित करें।
- रोगी को निम्नलिखित वस्तुओं को निकालने या हटाने का निर्देश दें–
  - Nail polish
  - गहने
  - Denture
  - चश्मा या लेंस
- रोगी को Anesthesia देने के लिए Anesthesia Trolley एवं OT टेबल व्यवस्थित करें।
- रोगी को मानसिक सहयोग एवं आश्वासन दें।
- रोगी को दिए जाने वाले Anesthesia के अनुसार Position प्रदान करें।
- रोगी की सुरक्षा (Safety) के प्रबंध पहले से ही करके रखें।

Anesthesia के पश्चात नर्स के कार्य (Role of Nurse after anesthesia)

- रोगी के Vital Parameters (TPR, Blood pressure) जाँचे।
- Anesthesia से उत्पन्न तत्कालिक जटिलताओं (Immediate Complication) की जाँच करें।
- रोगी को सुरक्षित वातावरण दें, क्योंकि जब वह बेहोशी की अवस्था से बाहर आता हैं तो disoriented रहता हैं।
- जब तक रोगी का Gag reflex वापस न आ, उसे मुँह से कुछ न दें।

- उसके चेतना स्तर (Level of consciousness) का आंकलन करें।
- रोगी की त्वचा का रंग, जीभ की स्थिति आदि की जाचं करें, जिससे Blood circulation एवं perfusion का पता चलता हैं।
- रोगी को कम्बल या Warmer लगा कर गर्म रखें क्योंकि Anesthesia के प्रभाव के कारण शरीर ठंडा हो जाता हैं।
- रोगी का Urine output रिकॉर्ड करें।
- रोगी के आँकलन एवं जाँच के डाटा को रिकॉर्ड करें।

MEDICAL SURGICAL NURSING–II

December 2021

Course: Diploma in General Nursing and Midwifery   **Year:** Second

Subject: Medical Surgical Nursing-II

Time: 3 hours   **M. Marks:** 75

---

1.   Four options of answers of each question are given. Only one option is correct. Choose and write only correct option writing question number

हर प्रश्न के चार विकल्प दिये गये हैं, केवल एक विकल्प सही उत्तर है। सही उत्तर को चुन कर प्रश्न संख्या सहित लिखें।   **(1 × 5 = 5)**

1.1   **Pus in urine is called:**

मूत्र में मवाद को कहते हैं–

     (a) Dysuria

     (b) Pyuria

     (c) Glycosuria

     (d) None

उत्तर   (b) Pyuria   1

1.2   **Enteric fever is also known as:**

एंटेरिक ज्वर को जाना जाता है–

     (a) Typhoid

     (b) Yellow fever

     (c) Hyperpyrexia

     (d) Malaria

उत्तर   (a) Typhoid   1

1.3   **Rule of Nine is used in:**

रूल आफ नाइन का प्रयोग करते हैं–

     (a) Fever

     (b) Burns

     (c) Trauma

     (d) All of these

उत्तर   (b) Burns   1

1.4 Malaria is caused by:
मलेरिया फैलता है–
(a) Virus
(b) Rickettsia
(c) Filarial bancrofti
(d) Plasmodium

उत्तर (d) Plasmodium 1

1.5 Koplik spot is seen in:
कॉपलिक स्पाट को देखा जाता है–
(a) Measles
(b) Mumps
(c) Chickenpox
(d) Smallpox

उत्तर (a) Measles 1

2. Choose right and wrong in the following statements: 5

2.1 War is a natural calamity:
युद्ध एक प्राकृतिक आपदा है।

उत्तर सही 1

2.2 Painful urination is called dysuria:
दर्द के साथ पेशाब होना डायसूरिया कहलाता है।

उत्तर सही 1

2.3 Chemotherapy is used for treatment of cancer:
कीमोथेरेपी कैंसर के उपचार के लिए प्रयोग करते हैं।

उत्तर सही 1

2.4 Orchitis is an inflammation of the eye:
आर्काइटिस आंख की सूजन है।

उत्तर गलत 1

2.5 Mantoux test is used in diphtheria:
मेंटाक्स टेस्ट डिथ्थीरिया में प्रयोग किया जाता है।

उत्तर गलत 1

3. Fill up the blanks: 5

3.1 Full form of BPH is ....
बीपीएच का पूरा नाम ....

उत्तर Benign prostate hypertrophy 1

3.2 Peritonsillar abscess is also called ....
पेरिटॉन्सिलर एक्सेस को .... भी कहते हैं।

उत्तर Quincy 1

3.3 Schick test is done in .... disease.

सिक परीक्षण .... रोग में किया जाता है।

उत्तर Diphtheria · 1

3.4 Inflammation of cornea is called ....

स्वेत पटल की सूजन को .... कहते हैं।

उत्तर Keratitis 1

3.5 Flood is .... disaster.

बाढ़ एक .... आपदा है।

उत्तर Natural 1

4. Shock (शॉक)

उत्तर शॉक (Shock)

शॉक एक सिंड्रोम है जिसमें cells स्तर पर अदला-बदली (Perfusion) तथा चयापचय (Metabolism) में कमी आती है। यह अवस्था cells को ऑक्सीजन एवं पोषण न मिलने के कारण होती है।

शॉक का वर्गीकरण (Classification of shock)

- Cardiogenic shock:
  - यह हृदय द्वारा रक्त को पम्प न कर पाने के कारण होता है, जिसके कई कारण होते हैं जैसे MI, arrhythmias आदि।
- Hypovolemic shock:
  - जब शरीर में द्रव मात्रा सामान्य से कम हो जाती है, तो उससे उत्पन्न होने वाली स्थिति को hypovolemic shock कहते हैं।

  कारण:
  - अत्यधिक रक्त हानि (Excessive blood loss)
  - शरीर से द्रव की हानि (Excessive fluid loss)
- Neurogenic shock:

  Tc Nervous system की क्षति या उसके रोग के कारण शॉक की स्थिति उत्पन्न होती है, तो उसे Neurogenic shock कहते हैं।
- Septic shock:
  - गंभीर संक्रमण के कारण उत्पन्न होने वाली शॉक की स्थिति को Septic shock कहते हैं।
- Anaphylactic shock– यह शॉक किसी प्रकार के एलर्जन (Allergen) के संबंध में आने से होता है।

शॉक की अवस्थाएँ (Stages of shock)

- शुरूआती अवस्था (Initial stage)
  - इस अवस्था में कोई लक्षण दिखाई नहीं देते हैं।
  - Cells oxygen की कमी के प्रति प्रतिक्रिया शुरू कर देते है।
  - चयापचय (Metabolism) की प्रक्रिया aerobic से anaerobic हो जाती है।

- क्षतिपूर्ण अवस्था (Compensatory stage)
    - शॉक के लक्षण उभरने प्रारंभ हो जाते हैं।
    - शरीर कई Compensatory प्रतिक्रियाएँ प्रारंभ कर देता है।
    - शरीर इन प्रतिक्रियाओं द्वारा आवश्यक अंगों में रक्त आपूर्ति करने की कोशिश करता है।
- प्रगतिशील अवस्था (Progressive stage)
    - इस अवस्था में cellular perfusion कम हो जाता है।
    - Cell की permeability कम होने के कारण fluid leak होता है तथा रोगी को एडीमा हो जाता है।
    - यह शरीर को multiple organ failure की तरफ ले जाता है।
- दर्दम्य अवस्था (Refractory stage)
    - इस अवस्था में स्थिति और बिगड़ जाती है।
    - रोगी को तीव्र hypoxemia एवं hypotension हो जाता है।
    - Organ failure हो जाता है।
    - Cardiac arrest की स्थिति उत्पन्न हो जाती है।
    - इस अवस्था से उभर पाना संभव नहीं होता।

नैदानिक लक्षण (Clinical manifestation)

- रक्तचाप कम होना (Hypotension)
- पल्स का तीव्र होना (Tachycardia)
- तीव्र श्वसन दर (Tachypnea)
- ठंडी एवं गीली त्वचा (Cold and clammy skin)
- त्वचा का नीला पड़ना (Cyanosis)
- तीव्र घबराहट (Severe anxiety)
- भ्रम (Confusion)
- बेहोशी छाना (Drowsiness)
- मूत्र मात्रा का कम होना (Decreased urine output)
- निम्न तापमान (Hypothermia)
- DIC

चिकित्सीय प्रबंधन (Medical management)

- ऑक्सीजन एवं संवातन (Oxygen and ventilation)
    - रोगी को oxygen (100%) मॉस्क या नेज़ल कैन्युला द्वारा प्रदान करें।
    - SpO_2 मानीटर करें।
    - आवश्यकता पड़ने पर कृत्रिम संवातन (Artificial ventilation) दें।
    - Cardiac output को बढ़ाने के लिए रोगी के पैर हृदय स्तर से ऊँचा ऊठा कर रखें।

- द्रव थेरेपी (Fluid therapy)
  - दो बड़े बोर के IV cannula लगाएँ।
  - दोनों प्रकार के द्रव colloid एवं crystalloid प्रदान करें।
  - यदि रक्तस्त्राव कारण है, तो blood transfusion करें।
  - रोगी की द्रव मात्रा को मॉनीटर करते रहें।
  - BP, pulse एवं CVP द्वारा।
- दवाएँ (Drugs)– इन दवाओं को देने का उद्देश्य Cellular perfusion को बढ़ाना है।
  - Sympathomimetic
    - Adrenaline
    - Epinephrine
  - Vasodilators
    - Nitroglycerine
    - Nitroprusside
- पोषण (Nutrition)
  - Parenteral therapy द्वारा protein – caloric की आवश्यकता को पूरा करेंगे।
  - यदि संभव हो तो रोगी को enteral feed प्रदान करें, ताकि रोगी को आमाशय की जटिलताओं से बचाया जा सके।

नर्सिंग प्रबंधन (Nursing management)

- Cardiac output को बढ़ावा देना (Increase in cardiac output)
  - रोगी के vital signs को मॉनीटर करें।
  - उसका CVP एवं pulmonary artery pressure प्रति 15 मिनट से 1 घंटे में मापें।
  - द्रव मात्रा को सामान्य बनाए रखने के लिए रोगी को colloid एवं crystalloid द्रव दें।
  - BP को सामान्य स्तर पर लाने के लिए Drug therapy दें।
  - रोगी का strict intake–output chart बनाएँ।
  - रोगी के पैर को हृदय स्तर से ऊँचा उठाएँ ताकि cardiac output बढ़ सके।
  - Perfusion को बढ़ावा देने के लिए Oxygen प्रदान करें।
  - रोगी के शरीर के तापमान को सामान्य स्तर पर बनाए रखें।
- घबराहट एवं डर का निवारण करें (Prevent anxiety and fear)
  - रोगी को अपनी घबराहट एवं डर को व्यक्त करने दें।
  - रोगी की भावनाओं का आदर करें।
  - रोगी की बातों को ध्यानपूर्वक सुनें।
  - रोगी को शांत करें तथा आश्वासन प्रदान करें।

– रोगी के लिए किए जाने वाले उपचार एवं हस्तक्षेप की जानकारी उसे एवं उसके परिवार को दें।

4.2   Malaria (मलेरिया)

उत्तर वर्ष 2020 की प्रश्न संख्या 4.4 देखें।

4.3   Radiation therapy (रेडियेशन थेरेपी)

उत्तर रेडियेशन थेरेपी (Radiation therapy)

- यह कैंसर के उपचार का दूसरा महत्वपूर्ण तरीका है
- इस प्रक्रिया में High energy ionizing radiation का प्रयोग किया जाता है।
- यह energy, cell के chromosome को तोड़ देती है और Cell division को रोकती है।
- इस थेरेपी का लक्ष्य होता है malignant cell को समाप्त करना तथा बाकी cell को कोई नुकसान न पहुँचाना।

प्रकार (Type)

- **External radiation**
  - यह एक विशेष उपकरण द्वारा high energy radiation को शरीर के अंग पर डालता है।
  - यह थेरेपी outpatient basis पर दिया जाता है।
  - थेरेपी देते समय स्वस्थ्य टिसू को shield द्वारा ब्लाक कर दिया जाता है।
  - रोगी को थेरेपी के समय न हिलने की सलाह दी जाती है।
- **Internal radiation**
  - इसके द्वारा Radioactive isotope को शरीर के अंदर डाला जाता है।
  - इसमें प्रयोग किए पदार्थ हैं Cobalt, Iodine और Phosphorus
  - इन Isotopes को Seal और Unseal स्त्रोत द्वारा दिया जाता है।
  - इन्हें Cancer cell के पास लगाया जाता है।
  - यह Implant अस्थायी या स्थायी रूप से लगाए जाते हैं।
- **रेडियेशन थेरेपी के प्रभाव (Effects of radiation therapy)**
  - मिचली एवं वमन (Nausea and vomiting)
  - थकान (Fatigue)
  - कमजोरी (Weakness)
  - तीव्र प्रदाह (Acute inflammation)
  - त्वचा का सूखा होना, खुजली होना, फफोले बनना।
  - बालों का गिरना (Alopecia)
  - लार का गाढ़ा होना
  - दांतो में तकलीफ

4.4 Otitis media (ओटाइटिस मीडिया)

उत्तर परिभाषा (Definition)– मध्य कान में संक्रमण एवं प्रदाह (Infection and inflammation) को तीव्र ओटाइटिस मीडिया कहते हैं।

कारण (Causes)

* संक्रमण (Infection)
* जुकाम (Cold)
* एलर्जी (Allergy)
* गला खराब होना (Sore throat)
* Eustachian tube का बंद होना (Blockage of Eustachian tube)

जोखिम कारक (Risk factors)

* युवा आयु (Young age)
* जन्म से विकार (Congenital abnormalities)
* रोग क्षमता की कमी (Immune deficiencies)
* धूम्रपान से संपर्क (Exposure to cigarette smoking)
* पारिवारिक इतिवृत्त (Family history)
* तत्काल उच्च श्वसन संक्रमण (Immediate upper respiratory infections)
* पुरूष (Male)
* एलर्जी (Allergy)

Otitis media के नैदानिक लक्षण

* कान से स्त्राव (Otorrhea)
* स्त्राव का बदबूदार होना (Foul-smell from discharge)
* सुनने की कमी (Hearing loss)
* Mastoiditis
* कानों में झनझनाहट होना एवं घंटी बजना (Tinnitus)
* चक्कर आना (Vertigo)
* मध्य कान में त्वचा का विकास (Cholesteatoma)
* Tympanic झिल्ली में छेद (Perforation of tympanic membrane)
* मिचली एवं वमन (Nausea and vomiting)
* कान मे प्रतिध्वनि सुनाई देना (Autophony)

ओटायटिस मीडिया का प्रबंधन (Management of otitis media)

लक्ष्यः इसके प्रबंधन का लक्ष्य होता है मध्य कान से संक्रमण समाप्त करना।

चिकित्सा प्रबंधन (Medical management)

* Systemic antibiotic therapy
  - यह culture एवं sensitivity के आधार पर दी जाती है।
  - मुख्य रूप से दी जाने वाली Antibiotic दवाएँ हैं।

- O   Erythromycin
- O   Ampicillin
- O   Penicillin
- O   Tetracycline
- O   Ciprofloxacin
  - इसके अलावा Antibiotic ear drops एवं 2% acetic acid drops का प्रयोग भी संक्रमण को कम करने के लिए किया जाता है।
- Decongestants
  - ये कान के Drainage को Eustachian tube द्वारा बाहर निकालने में सहायता करते है। उदाहरण – Phenylephrine HCl
- Analgesics
  - ये दर्द कम करने के लिए दिए जाते हैं।

शल्यचिकित्सा प्रबंधन (Surgical management)

- Tympanoplasty – इस शल्य–क्रिया में मध्य कान के पर्दे की मरम्मत और उसका पुनः निर्माण किया जाता है। इसमें सबसे मुख्य क्रिया है Myringotomy एवं Myringoplasty।
- Mastoidectormy – इसे Tympanoplasty के साथ ही किया जाता है, ताकि रोगी टिसू (Diseased tissue) तथा संक्रमण के स्त्रोत को हटाया जा सके।

4.5   Food poisoning (फ़ूड प्वाइजनिंग)

उत्तर अगस्त 2019 की प्रश्न संख्या 4.5 देखें।

4.6   Blood transfusion (ब्लड ट्रांसफ्युजन)

उत्तर ब्लड ट्रांस्फयूज़न में नर्सिंग देखभाल (Nursing care in blood transfusion)

- Blood transfusion से पहले (Before blood transfusion)
  - रोगी की blood transfusion संबधित इतिवृत्ति लें।
  - रोगी की सामान्य शारीरिक जाँच करें।
  - Emergency tray/Anaphylactic tray तैयार रखें।
  - Blood bank से प्राप्त blood bag को पुनः जाँचें जैसे Blood group, Rh factor, उपयोग की अंतिम तिथि (Date of expiry), Blood bag में परिवर्तन या बदलाव।
  - Blood bag एवं रोगी के Blood group को भी मिलाएँ।
  - रोगी से लिखित अनुमति (Written consent) लें।
  - रक्त चढ़ाने से पहले रोगी के मूल आँकड़े (Vital parameters) जैसे TPR एवं Blood pressure जाँचें।
  - रोगी से किसी प्रकार की एलर्जी या पूर्व Blood transfusion में हुई किसी समस्या के बारे में पूछें।

- रोगी को रक्त चढ़ाने की प्रक्रिया एवं अवधि की जानकारी दें।
- रक्त चढ़ाते समय blood bag के रक्त का तापमान, रूम के तापमान जितना होना चाहिए।

- Blood transfusion के दौरान (During blood transfusion)
  - रोगी को रक्त चढ़ाने के लिए 18 gauge का IV cannula लगाएँ।
  - Transfusion शुरू करने से पहले रक्त की मात्रा (Blood volume) एवं रक्त शुरू करने का समय नोट करें।
  - रक्त चढ़ाने की गति धीमी रखें। विभिन्न प्रकार के Blood products को देने की अवधि अलग होती है, उसी अनुसार उन्हें दें।
  - यदि Transfusion के दौरान रोगी को कोई समस्या या जटिलता होती है, तो Transfusion को तुरंत बंद कर दें तथा डॉक्टर को सूचित करें।
  - रक्त चढ़ाना समाप्त होने पर पुनः रोगी का TPR एवं Blood pressure जाँचें।
  - रोगी को आरामदायक स्थिति प्रदान करें।
  - रक्त चढ़ाने की प्रकिया को रोगी के Document में रिकॉर्ड करें।

5. **Answer in detail of any four of the following.**

5.1 फैक्चर के विभिन्न प्रकार क्या है? स्केलेटल ट्रैक्शन डाले हुए मरीज की देखभाल के बारे में विस्तार से लिखिए।
What are the different types of fracture/Write in details about the care of patient with skeletal traction.

उत्तर अगस्त 2019 की प्रश्न संख्या 5.6 देखें।

5.2 कैंसर को परिभाषित कीजिए। इसके कारण और चेतावनी चिह्न क्या हैं?
Define cancer. What are the causes and warning signs of cancer? Write its management.

उत्तर **परिभाषा**

कैंसर 200 या उससे भी अधिक रोगों का समूह है, जिसमें शरीर के cells का अनिर्मित तथा अनियंत्रित विकास आरंभ हो जाता है।

कारण

- रासायनिक या जहरीले पदार्थों का संपर्क (Chemical or toxic compound exposures)
  - बेनजीन (Benzene)
  - एसबेस्टोज (Asbestos)
  - निकिल (Nickel)
  - तम्बाकू (Tobacco)
  - धूम्रपान (Cigarettee smoking)
  - एफ्लाटॉक्सिन (Aflatoxin)

- विकिरण (Radiation)
    - यूरेनियम (Uranium)
    - सूर्य की UV किरण (Ultraviolet rays from sunlight)
    - Alpha, Beta and Gamma radiation
    - X-ray विकिरण से नियमित या अधिक समय तक संपर्क
- रोगजनक (Pathogens)
    - Human papilloma virus (HPV)
    - Epstein - Barr virus (EBV)
    - Hepatitis virus
    - Kaposis sarcoma
- Genetics

  बहुत सारे Cancer genetic होते हैं, जो एक पुस्त से दूसरी पुस्त में आते हैं, जैसे स्तन कैंसर, प्रोस्टेट कैंसर, त्वचा का कैंसर आदि।

कैंसर के 7 चेतावनी लक्षण (7 warnings of cancer)

- Change in bowel or bladder habits (मल एवं मूत्र की आदतों में परिवर्तन)
- A sore that does not heal (घाव जो जल्दी भरता नहीं हैं)
- Unusal bleeding or discharge (आसमान्य रक्तस्त्राव एवं स्त्राव)
- Thickening or lump in breast or elsewhere (स्तन में गांठ होना)
- Indigestion or difficulty in swallowing (अपचन या निगलने में तकलीफ)
- Obvious changes is a mole and wart (तिल या मस्से में परिवर्तन)
- Nagging cough or hoarseness (लगातार खाँसी या आवाज का भारीपन)

5.3 एनीमिया को परिभाषित करें। इसके प्रकार लिखिए। आइरन की कमी से होने वाले एनीमिया के प्रबंधन का वर्णन करें।

Define anemia. List down types of anemia. Explain the management of iron deficiency anemia.

उत्तर अगस्त 2019 की प्रश्न संख्या 4.1 देखें।

5.4 ग्लूकोमा की परिभाषा लिखिए। ग्लूकोमा का सर्जिकल एवं नर्सिंग प्रबंधन लिखिए।

Define glaucoma. Write the surgical management and nursing management of glaucoma.

उत्तर मोतियाबिंद की परिभाषा (Definition of glaucoma)

मोतियाबिंद एक विकारों का सामूहिक रोग है, जिसमें Intraocular pressure (IOP) बढ़ जाता है, जिससे जटिलताएँ उत्पन्न होती हैं, Optic nerve की atrophy हो जाती है तथा सतही दृष्टि क्षेत्र की हानि (Peripheral visual field loss) होती है।

ग्लूकोमा का सर्जिकल प्रबंधन (Surgical management of a patient with glaucoma)

- **Argon laser trabeculoplasty (ALT)**
  - यह प्रक्रिया आँख का Intraocular pressure कम करने के लिए प्रयोग की जाती है।
  - इस प्रक्रिया में लेजर (Laser) का प्रयोग करते हैं, जो कि Outflow channels को खोल कर IOP को कम करने में मदद करता है।
  - इसके द्वारा 75% IOP कम किया जा सकता है।
  - यह एक Outpatient प्रक्रिया है।
- **Trabeculectomy with or without filtering**
  - यह विधि तब प्रयोग की जाती है, जब चिकित्सा या लेजर उपचार विफल हो जाए।
  - इसमें Iris का थोड़ा भाग निकाल देते हैं जिससे Aqueous humor निकल कर Conjunctiva के अंदर आ जाता है एवं यहाँ से यह systemic circulation में चला जाता है।
  - इसके द्वारा 75% से 85% IOP कम किया जा सकता है।
- **Cyclocryotherapy**
  - इस प्रक्रिया में Ciliary body के Tissue को जमा (Freeze) देते हैं जिससे उनका विनाश होता है तथा Aqueous humor का उत्पादन कम हो जाता हैं।

ग्लूकोमा की नर्सिंग देखभाल (Nursing care of glaucoma)

- **देखने की हानि (Vision loss) की रोकथाम**
  - आँखों की ठीक प्रकार से पट्टी करें।
  - आँखों की गतिविधि सीमित करें।
  - आँखों को अधिक एवं तीव्र Stimulus से दूर रखें।
  - रोगी को दिनचर्या के कार्यों में सहायता दें तथा किसी प्रकार की क्षति से बचाएँ।
  - धूप में निकलते समय चश्मा पहनने की सलाह दें।
- **Postoperative जटिलताओं की रोकथाम**
  - रोगी को उपयुक्त एवं उचित स्थिति प्रदान करें।
  - रोगी के Intraocular pressure बढ़ने के लक्षणों का अवलोकन करें।
  - रोगी को ऐसी क्रियाएँ करने से रोके जो Intraocular pressure बढ़ाती हैं जैसे खाँसना, हँसना, बोलना (तेज) आदि।
- **Prevention of infection (संक्रमण की रोकथाम)**
  - रोगी को निर्देशानुसार Antibiotic दवाएँ दें।
  - आँखों की पट्टी बदलते समय Aseptic प्रक्रिया का प्रयोग करें।
  - हमेशा हाथ धोकर ही आँखों को छुएँ।

– यदि आँखों में संक्रमण के लक्षण हैं तो इसकी जानकारी Doctor को दें।

– आँखों को घर्षण या बार–बार मलने से बचाएँ।

– आँखों की जलन एवं परेशानी कम करने के लिए Eye drop का प्रयोग करें।

– रोगी को धूल भरे वातावरण से दूर रखें।

5.5 जलने को परिभाषित करें। इसके वर्गीकरण का वर्णन करें। विस्तार से जलने के प्रबंधन को बताएं।

Define burns. Describe the classification of the burns. Explain the management of burns in details.

उत्तर फरवरी 2020 की प्रश्न संख्या 5.4 देखें।

5.6 बीपीएच की परिभाषा दीजिए, इसके चिह्न एवं लक्षण और उसकी पैथोफिजियोलॉजी लिखिए। सर्जिकल और नर्सिंग प्रबंधन के बारे में लिखिए।

Define BPH. Write down its signs and symptoms and pathophysiology, Write the surgical and nursing management.

उत्तर फरवरी 2020 की प्रश्न संख्या 5.3 देखें।

MEDICAL SURGICAL NURSING–II

February 2020

Course: Diploma in General Nursing and Midwifery **Year:** Second

Subject: Medical Surgical Nursing-II **M. Marks:** 75

Time: 3 hours

1. Four options of answer of each question are given. Only one option is correct. Choose and write only correct option after writing question no. $(1 \times 5 = 5)$

1.1 Bone marrow transplantation is indicated in:

अस्थि मज्जा प्रत्यारोपण में संकेत दिया जाता है:

    (a) Leukemia (ल्यूकेमिया)

    (b) Fracture

    (c) Arthritis (अर्थराइटिस)

    (d) None (कोई नहीं)

उत्तर (a) Leukemia (ल्यूकेमिया) 1

1.2 The causative agent of syphilis is:

सिलफिस का कारक है

    (a) *Mycobacterium tubercle* (माइकोबैक्टीरियम ट्यूबरकल)

    (b) *Treponema pallidum* (ट्रिपोनेमा पैलिडम)

    (c) *Neisseria gonorrhea* (निसेरिया गोनोरिया)

    (d) Shigella (शिंगैला)

उत्तर (b) *Treponema pallidum* (ट्रिपोनेमा पैलिडम) 1

1.3 Decrease in urine output less than 200 mL is:

200 मिली. से कम पेशाब का होना

    (a) Polyurea (पॉलीयूरिया)

    (b) Oliguria (ऑलीगुरिया)

    (c) Anuria (एनूरिया)

    (d) None (कोई नहीं)

उत्तर (b) Oliguria (ऑलीगुरिया) 1

1.4 **Surgical removal of breast is known as:**

शल्य क्रिया द्वारा स्तन हटाने की क्रिया को कहते हैं–

    (a) Mastectomy (मास्टेक्टॉमी)

    (b) Mammography (मैमोग्राफी)

    (c) Tubectomy (ट्यूबेक्टॉमी)

    (d) Cystectomy (सिस्टेक्टॉमी)

उत्तर (a) Mastectomy (मास्टेक्टॉमी)   1

1.5 **Intraocular pressure leads to:**

इन्ट्राक्युलर में दबाव के बढ़ने पर होता है:

    (a) Cataract (मोतियाबिंद)

    (b) Glaucoma (ग्लूकोमा)

    (c) Aphakia (अफेकिया)

    (d) Chemosis (किमोसिस)

उत्तर (b) Glaucoma (ग्लूकोमा)   1

2. **Choose right and wrong in the following statements:**   5

2.1 **Pharyngitis is called sinusitis:**

ग्रासिका प्रदाह को साइनोसाइटिस कहते हैं।

उत्तर गलत   1

2.2 **The patient has breathing difficulty due to anemia.**

एनीमिया के कारण रोगी को सांस लेने में परेशानी होती है।

उत्तर गलत   1

2.3 **Heart inflammation also occurs in rheumatic fever.**

रयूमेटिक ज्वर में हृदय प्रदाह भी हो जाता है।

उत्तर सही   1

2.4 **In osteomalacia the bone becomes extremely hard.**

आस्टियोमलेशिया में हड्डी अत्यधिक कठोर हो जाती है।

उत्तर गलत   1

2.5 **Percentage of burn is calculated using rule of nine.**

बर्न के प्रतिशत की गणना के लिए नौ नियम का उपयोग करते हैं।

उत्तर सही   1

3. **Fill up the blanks:**   5

3.1 Inflammation of the cornea is called....................

कार्निया की सूजन को .... कहते हैं।

उत्तर Keratitis   1

3.2 Earthquake is.......................

भूकम्प एक .... है।

उत्तर Natural disaster   1

3.3   Full form of BPH is....................
बी.पी.एच. का पूरा नाम....................है ।

उत्तर   Benign prostate hypertrophy   1

3.4   Vitamin D deficiency causes....................
विटामिन—डी की कमी से....................होता है ।

उत्तर   Osteoporosis   1

3.5   Stone in urinary tract is called ....
मूत्रीय नली में पथरी होने को........................... कहते हैं ।

उत्तर   Urolithiasis   1

4   **Write short notes on any four of the following:**

4.1   **Role of nurse in disaster management (आपदा प्रबन्धन में नर्स की भूमिका)**

उत्तर   वर्ष 2019 अगस्त की प्रश्न संख्या 4.6 देखें ।

4.2   **STD (एस.टी.डी.)**

उत्तर   STD (एस.टी.डी.)

परिभाषा (Definition): यौन संचारित रोग (STD) या संक्रमण है जो संभोग के कारण एक व्यक्ति से दूसरे व्यक्ति में जाता है जो मौखिक (oral), गुदा (Anal) या योनि (vaginal) हो सकते हैं । संक्रमण गर्भावस्था (Pregnancy), जन्म (Delivery) या स्तनपान (Breastfeeding) के दौरान मां से बच्चे को भी प्रेषित (Transmit) हो सकता है ।

रोगाणुओं के कारण होने वाले (STD) के नाम हैं—

- सिफलिस (Syphilis)
- क्लैमाइडिया (Chlamydia)
- गोनोरिया (Gonorrhea)
- ट्राइकोमोनिएसिस (Trichomoniasis)

लक्षण (Symptoms)

- चकत्ते (Rashes)
- सेक्स या पेशाब के दौरान दर्द (Pain during intercourse or micturition)
- औरतों में योनि के आसपास खुजली/योनि से स्राव (Itching near vagina and secretions)
- पुरुषों में लिंग से स्राव (Secretions from male organ)
- सौम्य फोड़ों या छाले (Ulcers)
- असामान्य छूत रोग, न समझ आने वाली थकावट, रात को पसीना आना (Abnormal disease, unexplained fatigue, night sweats)
- वजन घटना (Loss of weight)
- बांझपन (Infertility)
- विभिन्न कैंसर (Different types of cancer)

- गंभीर बीमारियाँ (Serious diseases)
- समय से पहले प्रसव (गर्भावस्था में) (Premature labor)
- नवजात शिशुओं में गंभीर स्वास्थ समस्याएं (Health issues in newborn baby)
- पेल्विक इंफ्लेमेटरी डिज़ीज (Pelvic inflammatory disease)
- नवजात शिशु में अंधेपन आदि की समस्या (Neonatal blindness)
- मृत्यु (Death)

STD का उपचार (Treatment of STD)

STD का उपचार उसके प्रकार पर निर्भर करता है।

- बैक्टीरियल STD: एंटीबायोटिक (Antibiotics)
- वायरल STD: वायरल संक्रमणों का आमतौर पर कोई इलाज नहीं होता है। HIV को बढ़ने से रोकने के लिए इलाज बहुत प्रभावी होता है। Antiviral drug, STD को साथी में स्थानांतरित करने का जोखिम कम कर सकती है।
- अन्य STD: अन्य प्रकार के STD का उपचार मौखिक दवा के द्वारा किया जाता है।

4.3   Hypertension (उच्च रक्तचाप)

उत्तर उच्च रक्तचाप की परिभाषा (Definition of hypertension)

उच्च रक्तचाप, रक्तचाप को उच्च स्तर पर बने रहने को कहते हैं, जिसमें व्यक्ति का Systolic blood pressure 140 mmHg या उससे अधिक हो जाता है एवं Diastolic blood pressure 90 mmHg या उससे अधिक हो जाता है एवं ऐसा कुछ लम्बी अवधि के लिए होता है।

उच्च रक्तचाप का प्रबंधन (Management of hypertension)

- जीवन शैली में परिवर्तन (Change in lifestyle)
    - Diet में बदलाव करना
        - Sodium का प्रयोग सीमित करना (प्रतिदिन 6 ग्राम से कम)
        - कैलोरी की खपत को सीमित करना।
        - छोटी मात्रा में कई बार खाना। (Small frequent meal)
        - फल, सब्जी एवं फाइबर की खपत को प्रोत्साहित करना।
    - शराब सेवन को बंद या अत्यधिक सीमित करना।
    - रोगी को प्रतिदिन 30 मिनट की मध्यम स्तर की शारीरिक क्रिया के लिए प्रोत्साहित करना।
    - तम्बाकू सेवन पर प्रतिबंध लगाना।
    - रोगी को तनाव मुक्त रहने की सलाह देना क्योंकि यह रक्तचाप को बढ़ाता है।

- ड्रग्स थेरेपी **(Drug therapy)**
  - Diuretics
    - Furosemide
    - Spironolactone
    - Torsemide
    - Benzthiazide
  - B-blockers
    - Atenolol
    - Propranolol
    - Metoprolol
    - Carvedilol
  - Calcium channel blockers
    - Amlodipine
    - Diltiazem
    - Nifedipine
    - Verapamil
  - ACE inhibitors
    - Captopril
    - Enalapril
  - Vasodilators
    - Hydralazine
    - Sodium nitroprusside
    - Nitroglycerin

4.4 Malaria (मलेरिया)

उत्तर मलेरिया **(Malaria)**

परिभाषा **(Definition)**

मलेरिया एक खतरनाक रोग है, जो प्लाज्मोडियम (Plasmodium) नामक प्रोटोजोआ के कारण होता है तथा मादा एनोफिलीज मच्छर (Female anopheles mosquito) द्वारा संचारित होता है।

कारण **(Causes):**

मलेरिया मच्छर के काटने के दौरान संचारित किए गए प्रोटोजोआ से होता है। यह चार प्रकार के होते हैं:

- प्लाज्मोडियम वाइवेक्स (Plasmodium vivax)
- प्लाज्मोडियम फैल्सिपेरम (Plasmodium falciparum)
- प्लाज्मोडियम मलेरिए (Plasmodium malariae)
- प्लाज्मोडियम ओवेल (Plasmodium ovale)

संचारण के तरीके **(Modes of transmission)**

- मच्छर के काटने से (Mosquito bite)
- संक्रमित रक्त चढ़ाने से (Transfusion of infected blood)
- संक्रमित माता से उसके नवजात शिशु में (From infected mother to newborn baby)

नैदानिक लक्षण (Clinical features)

- शीत अवस्था (Cold stage)
    - इसकी अवधि 15 मिनट से 1 घण्टा होती है।
    - बुखार (Fever)
    - तीव्र सिरदर्द (Severe headache)
    - त्वचा का ठंडा होना (Cold and clammy skin)
    - मिचली एवं उल्टी होना (Nausea and vomiting)
    - पल्स दर का तेज एवं क्षीण होना (Rapid, feeble pulse)
- गर्म अवस्था (Hot stage)
    - इसकी अवधि 2 से 6 घण्टे की होती है।
    - अत्यधिक प्यास लगना (Excessive thirst)
    - त्वचा का शुष्क एवं गर्म होना (Hot and dry skin)
    - चेहरे एवं आँखों का लाल होना (Redness of face and eye)
    - सिरदर्द (Headache)
    - पल्स एवं श्वसन का तीव्र होना (Rapid pulse and respiratory rate)
    - बेचैनी (Restlessness)
- पसीने की अवस्था (Sweating stage)
    - इसकी अवधि 2 से 4 घण्टे की होती है।
    - अत्यधिक पसीना आता है (Excessive sweating)
    - शरीर का तापमान घटना (Decreased body temperature)
    - पल्स दर सुधरना (Improved pulse rate)
    - त्वचा का ठंडा एवं नम होना (Cold and clammy skin)
    - कमजोरी (Weakness)

जाँच (Investigation)

- ऐतिवृत्त लेना (History taking)
- शारीरिक परीक्षण (Physical examination)
- रक्त की स्मीयर जाँच (Blood smear test)

प्रबंधन (Management)

- मलेरिया होने पर रोगी को निम्नलिखित दवाएँ दी जाती हैं।
    - क्लोरोक्विन (Chloroquine): यह दवा तीन दिन तक दी जाती है।
    - आर्टिसुनेट (Artesunate)
    - सल्फाडोक्सिन (Sulfadoxine)
    - पायरीमेथामाइन (Pyrimethamine)

4.5 Blindness (अंधापन)

उत्तर अंधेपन के कारण (Causes of blindness)

- मोतियाबिंद (Cataract)
- ग्लूकोमा (Glaucoma)
- आयु-संबंधित मेक्यूलर डीजनरेशन (Age-related macular degeneration)
- कार्निया की पारदर्शिता का घटना (Corneal opacification)
- डायबेटिक रेटिनोपेथी (Diabetic retinopathy)
- ट्रेकोमा (Trachoma)
- रिवर ब्लाइन्डनेस (River blindness or onchocerciasis)

अंधेपन के चिन्ह एवं लक्षण (Signs and symptoms of blindness)

- दृष्टि विकार (Visual impairment)
- आँखों में असहजता (Discomfort of eye)
- बाहरी वस्तु का आँखों में प्रतीत हो (Sensation of foreign body in eye)
- पीड़ा (Pain)
- आँखों से श्राव (Discharge from eye)
- Cataract द्वारा उत्पन्न Blindness में आँखों का रंगीन भाग सफेद दिखता है।

अंधेपन की रोकथाम (Prevention of blindness)

- **संक्रमण की रोकथाम एवं नियंत्रण (Prevention and control of infection)**
  - आँखों में लालपन, पीड़ा या डिस्चार्ज की समस्या को गंभीरता से लेना चाहिए यदि आँखों में conjunctivitis, trachoma – acute inflammation है, तो बिना देरी के इनका तुरंत उपचार कराना चाहिए।
  - आँखों के संक्रमण के दौरान तथा अन्यथा भी साफ तौलिया तथा कपड़ों का प्रयोग, मक्खियों से आँखों का बचाव तथा अच्छी व्यक्तिगत साफ सफाई के बारे में जानकारी प्रदान करनी चाहिए।

क्षति (Injuries)

- खेलते समय या काम करते समय क्षति होने का खतरा रहता है। इस दौरान आँखों का विशेष ध्यान रखना चाहिए।
- मिलों या कारखानों में आँखों की क्षति होना आम है। ऐसे स्थानों पर काम करने वाले कर्मचारियों को सुरक्षात्मक चश्मे पहन कर कार्य करना चाहिए।
- यदि काम के दौरान आँखों में चारकोल, बालू या अन्य बाह्य पदार्थ घुस जाएं, तो आँखों को तुरंत ठंडे पानी से साफ कर लेना चाहिए।

आँखों पर बल पड़ना (Straining of the eye)

- पढ़ते समय या कोई महीन काम करते समय अच्छी रोशनी की सुविधा होनी चाहिए, ताकि आँखों पर जोर न पड़े।
- पढ़ते समय किताब को आँखों से थोड़ा दूर रखना चाहिए तथा चलती गाड़ी में एवं लेटकर नहीं पढ़ना चाहिए।
- आँखों को धूप की सीधी किरणों तथा तेज चमक से बचाना चाहिए।
- कम्प्यूटर पर काम करते समय बीच में पाँच मिनट के लिए आँखों को आराम देना चाहिए।

अच्छा आहार (Good diet)

- कुछ आँखों के रोग कुपोषण या vitamin A की कमी के कारण होते हैं।
- व्यक्ति को vitamin A से युक्त आहार लेना चाहिए, जैसे हरी पत्तेदार सब्जियाँ, फल, दूध आदि ।
- बच्चों में इसकी रोकथाम के लिए उन्हें 1 से 6 वर्ष की आयु तक, 6 महीने के अंतराल पर 2 lakh IV vitamin A, orally देना चाहिए।

नियमित जाँच (Regular check-up)

- यदि आँखों में पानी आ रहा है, पस है, पीड़ा है, सूजन है, धुंधला दिखाई दे रहा है, सिरदर्द है, रंगीन हेलो (Halo) दिखाई दे रहे हैं, तो इन सबकी उपेक्षा नहीं करनी चाहिए।
- साल में एक बार आँखों के विशेषज्ञ को अवश्य दिखाना चाहिए।

आँखों की साफ–सफाई (Hygiene of eyes)

- आँखों को एवं उसके आस–पास के भागों को साफ रखना चाहिए।
- सोने से पहले आँखों को पानी से अच्छे से साफ करना चाहिए।
- एक तौलिये का प्रयोग सबके द्वारा नहीं किया जाना चाहिए।
- आँखों को गंदी अंगुली या कपड़े तथा संक्रमित हाथों से नहीं छूना चाहिए।
- आँखों को धूल तथा चमकदार रोशनी से बचाना चाहिए।
- धूप में निकलने पर, धूप के चश्मे का प्रयोग करना चाहिए।

नवजात शिशु की आँखों की देखभाल (Care of the eyes in newborn)

- डिलवरी की प्रक्रिया के दौरान नवजात शिशु की आँखों को अच्छे से sterile cotton swab से साफ करें।
- जन्म के उपरान्त भी नवजात शिशु की आँखों की साफ–सफाई का विशेष ध्यान रखें।

हानिकारक प्रथाओं को रोकना (Prevention of harmful practice)

- जन्म के उपरान्त बच्चे की आँखों में काजल लगाना, उसकी आँखों के लिए हानिकारक हो सकता है।
- आँखों की देखभाल न कर पाने का एक कारण गरीबी, असाक्षरता तथा व्यक्तिगत एवं पर्यावरण की साफ–सफाई की कमी भी है।
- लोगों को आँखों की देखभाल तथा सरकार द्वारा चलाए जा रहे कार्यक्रमों की जानकारी देना, जिससे वह अधिक से अधिक इन सुविधाओं का लाभ प्राप्त कर सकें।

4.6 Lung cancer (फेफड़े का कैंसर)

उत्तर फेफड़ों का कैंसर

जब फेफड़ों की कोशिकाएँ अनियंत्रित रूप से बढ़कर एक ट्यूमर बना देती हैं, इसे कैंसर कहा जाता है।

फेफड़ों के कैंसर के संकेत और लक्षण

- खाँसी, जो ठीक न हो रही हो
- खाँसी में खून आना, चाहे थोड़ा सा ही
- सांस फूलना
- छाती में दर्द
- गला बैठना
- अकारण वजन कम होना
- हड्डियों में दर्द
- सिरदर्द

कारण (Etiology)

- धूम्रपान (Smoking)
- वंशानुगत (Hereditary)
- डी एन ए में बदलाव (changes in DNA/mutation)
- अन्य पदार्थ
  - आर्सेनिक
  - कैडमियम
  - क्रोमियम
  - निकल
  - कुछ पेट्रोलियम उत्पाद
  - यूरेनियम

रोकथाम के उपाय (Preventive measures)

- धूम्रपान न करें
- धूम्रपान की रोकथाम
- सेकेंड हैंड स्मोक से बचें
- यदि धूम्रपान करने वाले के साथ रहते हैं या काम करते हैं, तो उसे छोड़ने के लिए आग्रह करें।
- काम पर कार्सिनोजेनिक पदार्थों से बचें।
- फल और सब्जियों से भरे आहार का सेवन करें।
- स्वस्थ जीवनशैली अपनाएं।

कैंसर की जाँच (Diagnosis of cancer)

- छाती का एक्स–रे (Chest X-ray) चिकित्सा इतिहास और शारीरिक परीक्षा (Medical history and physical examination)
- ब्रोंकोस्कोपी (Bronchoscopy)
- सी टी स्कैन (CT scan)
- एम आर ई (MRI)
- पी ई टी स्कैन (PET scan)
- बायोप्सी (Biopsy)
- थूक की जाँच (Sputum test)

फेफड़ों के कैंसर का इलाज (Treatment of lung cancer)

- कीमोथेरेपी (Chemotherapy)
- इम्यूनोथेरेपी (Immunotherapy)
- रेडिएशन थेरेपी (Radiation therapy)
- सर्जरी (Surgery)
- पैलिएटिव थेरेपी (Palliative therapy)

5. **Answer in detail of any four of the following.**

5.1 मोतियाबिन्द को परिभाषित कीजिए। इसके प्रकार लिखे। मरीज के मोतियाबिंद सर्जरी के पूर्व एवं पश्चात् देखभाल का वर्णन कीजिए।

Define cataract, write down the types and pre- and post-operative care of a patient with cataract surgery.

उत्तर मोतियाबिंद की परिभाषा (Definition of cataract)

आँखों की लेन्स की पारदर्शिता का चले जाना, जिसके कारण आंशिक एवं पूर्ण अन्धता की स्थिति उत्पन्न होती है उसे मोतियाबिंद कहते हैं।

मोतियाबिंद के प्रकार (Types of cataract)

- उम्र से संबंधित मोतियाबिन्द (Age-related cataract): यह सबसे आम प्रकार का मोतियाबिंद है जो आमतौर पर आँख के लेंस में बदलाव की वजह से उम्र के साथ विकसित होता है। यह दो प्रकार का होता है—
  - न्यूक्लियर मोतियाबिंद (Nuclear cataract)
  - कॉर्टिकल मोतियाबिंद (Cortical cataract)
- माध्यमिक मोतियाबिंद (Secondary cataract)
- जन्मजात मोतियाबिंद (Congenital cataract)

मोतियाबिंद की शल्य-चिकित्सा प्रबंधन (Surgical management of cataract)

मोतियाबिंद का प्रबंधन तीन अवस्थाओं में किया जाता हैं—

- **ऑपरेशन से पहले की अवस्था (Preoperative phase)**
  - ऑपरेशन से पहले रोगी की चिकित्सकीय समस्याओं का पता लगाकर उसका निवारण करना।
  - ऑपरेशन से पहले Antibiotic eye drop देना।
  - ऑपरेशन से 6–8 घंटे पहले से कुछ भी खाना–पीना नहीं देना।
  - रोगी को Mydriatic drop (e.g., Phenylephrine HCl) आँख में डालना, जो कि आँख का विस्तारण (Dilatation) करती है।
  - Cycloplegic drop (Tropicamide) आँख में डालना जो कि आँखों में अस्थाई रूप से Paralysis कर देती है।
  - Antianxiety दवा (Diazepam) देंगे ताकि रोगी की घबराहट कम की जा सके।

- **ऑपरेशन के दौरान की अवस्था (Intraoperative phase)**

  Cataract के लिए निम्नलिखित Surgery की जाती है—
  - लेन्स को निकालना (Removal of lens)
    - Phamcoemulsification
    - Extracapsular extraction
  - उसके बाद लेन्स को Implant करना
    - Intraocular lens implantation
    - Contact lens

- **ऑपरेशन के बाद की अवस्था (Postoperative phase)**
  - Antibiotic— ऑपरेशन के बाद संक्रमण की रोकथाम करना।
  - Corticosteroid— ऑपरेशन के बाद प्रदाह (Inflammation) को रोकने के लिए देना।
  - Analgesic— दर्द से आराम दिलाने के लिए देना।

- Intraocular pressure को बढ़ाने वाली क्रियाओं को न करना, जैसे
  - ○ झुकना (Bending)
  - ○ खाँसना (Coughing)
  - ○ कुछ भारी सामान उठाना (Lifting)
- ऑपरेशन वाली आँख को ढक कर रखना (Eyeshield)
- फौलो–अप (Follow-up)
  - ○ 6 से 8 हफ्ते बाद Doctor के पास आना
  - ○ रोगी की Visual acuity तथा Intraocular pressure की जाँच करना

5.2 **Explain in detail about stages of breast cancer and its pathophysiology. Write the nursing management of the patient undergoing breast cancer.**

स्तन कैंसर के चरणों और उसके पैथोफिजियोलॉजी के बारे में लिखिए। स्तन कैंसर का नर्सिंग प्रबन्धन लिखिए।

उत्तर टी एन एम वर्गीकरण (TNM Classification)

- **टी (T)– ट्यूमर (Tumor)**
  - T_0 – ट्यूमर का न होना
  - T_{is} – ट्यूमर का यथास्थान होना (in situ)
  - T_1 – ट्यूमर < 2 सें. मी. (Tumor < 2 cm)
  - T_2 – ट्यूमर = 2– 5 सें– मी– (Tumor = 2-5 cm)
  - T_3 – ट्यूमर > 5 सें. मी. (Tumor > 5 cm)
  - T_4 – छाती तक फैलाव एवं प्रदाह (Extension to chest wall and inflammation)
- **एन (N) – लिम्फ नोड (Lymph node)**
  - No – स्थानीय लिम्फ नोड में कोई ट्यूमर नहीं (No tumor in regional lymph node)
  - N1 – अस्थिर इप्सिलेटरल नोड में मैटास्टैसिस (Metastasis to movable ipsilateral nodes)
  - N2 – स्थिर इप्सिलेटरल नोड में मैटास्टैसिस (Metastasis to fixed ipsilateral nodes)
  - N3 – इप्सिलेटरल इंटरनल मेमोरी नोड में मैटास्टैसिस (Metastasis to ipsilateral internal mammary nodes)
- **एम (M) = मैटास्टैसिस (Metastasis)**
  - M0 = दूरवर्ती मैटास्टैसिस का न होना (No distant metastasis)
  - M1 = दूरवर्ती मैटास्टैसिस का होना (Distant metastasis)

स्तन कैंसर की पैथोफिजियोलॉजी (Pathophysiology of breast Cancer)

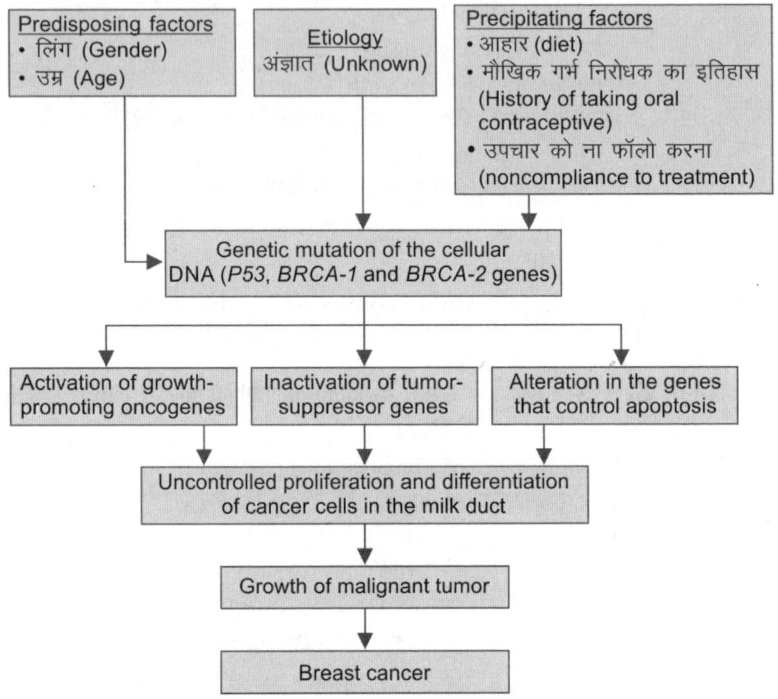

प्रबंधन (Management)

- **शल्य चिकित्सा (Surgery)**
  - Lumpectomy – स्तन में उपस्थित गाँठ को निकालना।
  - Radical mastectomy – इस विधि में स्तन, Pectoral muscle, axillary lymph node तथा Fat tissue को निकालते हैं।
  - Partial mastectomy – स्तन के आंशिक भाग को निकालना।
  - Axillary lymph node dissection – इसमें प्रभावित क्षेत्र के 10 से 15 Lymph node निकाल देते हैं।
  - Breast conservation surgery – इस सर्जरी में पूरे Tumor को कुछ सामान्य टिसू के साथ निकाल देते हैं।

- **रेडियेशन थेरेपी (Radiation therapy)**
  - प्राथमिक रेडियोथेरेपी (Primary radiotherapy)
  - Adjuvant radiotherapy
  - High-dose brachytherapy

- **कीमोथेरेपी (Chemotherapy)**

  इसमें दिए जाने वाले ड्रग्स निम्नलिखित हैं
  - Doxorubicin
  - Cytoxan
  - Methotrexate
  - 6-fluorouracil
  - Tamoxifen citrate

5.3 बी.पी.एच. की परिभाषा, इसके चिन्ह एवं लक्षण और उसकी पैथोफिजियोलॉजी लिखें। सर्जिकल और नर्सिंग प्रबंधन के बारे में लिखें।

Define BPH. Write down signs and symptoms and pathophysiology, Write the surgical and nursing management.

उत्तर **Benign Prostatic Hyperplasia (BPH):**

इसमें पुरूषों की Prostate ग्रंथि असामान्य रूप से बड़ी हो जाती है, जो कि epithelial एवं Stromal टिसू की संख्या में बढ़त के कारण होती है।

BPH के चिन्ह एवं लक्षण (Signs and symptoms of BPH)

- यह लक्षण धीरे–धीरे शुरू होते हैं (Gradual onset)
- लक्षण Urethral बाधा के कारण उत्पन्न होते हैं (Caused by urethral obstruction)
- मूत्र त्याग के लक्षण (Voiding symptoms)
  - मूत्र त्याग की तीव्रता एवं बल में कमी (Decreased force and caliber of voiding)
  - मूत्र त्याग शुरू करने में तकलीफ (Difficulty in initiating voiding)
  - मूत्र त्याग के समय धारा का कई बार रूकना एवं शुरू होना (Intermittency during voiding)
  - मूत्र त्याग के बाद भी बूंद–बूंद कर टपकना (Dribbling of urine)
  - मूत्राशय खाली न होना (Urinary retention)
- उत्तेजक लक्षण (Irritative symptoms)
  - मूत्र त्याग की इच्छा एवं अवधि का बढ़ना (Increased frequency and urge of micturition)
  - मूत्र के दौरान पीड़ा (Dysuria)
  - मूत्राशय में पीड़ा (Bladder pain)
  - रात में मूत्र त्याग की इच्छा (Nocturia)
  - मूत्र अवधारण (Urinary retention)

BPH की पैथोफिजियोलॉजी

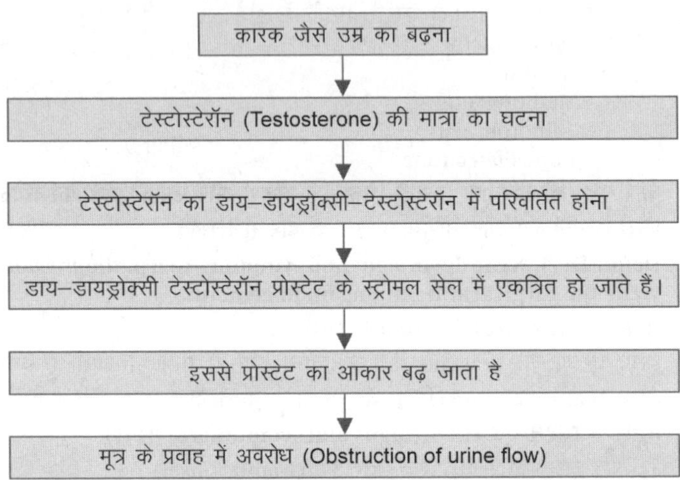

उम्र बढ़ने के एक सामान्य हिस्से के रूप में, प्रोस्टेट बढ़ जाता है और मूत्राशय और मूत्रमार्ग के खिलाफ दबा सकता है। यह मूत्र प्रवाह को धीमा या अवरुद्ध कर सकता है। कुछ पुरुषों को मूत्र प्रवाह शुरू करने में मुश्किल हो सकती है, भले ही उन्हें जाने की आवश्यकता महसूस हो। एक बार पेशाब की धारा शुरू हो जाने के बाद, इसे रोकना मुश्किल हो जाता है। अन्य पुरुषों को ऐसा महसूस हो सकता है कि उन्हें हर समय पेशाब करने की या नींद के दौरान अचानक पेशाब करने की आवश्यकता के साथ जागते हैं।

BPH का प्रबंधन (Management of BPH)

- शुरूआत में कोई प्रबंधन नहीं करते हैं, बस ध्यान एवं इंतजार करते है (Watchful waiting).
- ड्रग्स थेरेपी (Drug therapy)
    - 5α-reductase inhibitors
        - ○ यह दवाएँ Prostate gland के आकार को कम करती हैं।
          उदाहरण
            - ❖ Finasteride
            - ❖ Dutasteride (Dutagen)
    - α-adrenergic receptor blockers
        - ○ यह दवाएँ Prostate की Smooth muscles को तनावमुक्त (Relax) करती हैं।

- उदाहरण
    - Tamsulosin
    - Terazosin
    - Alfuzosin
- जड़ी बूटी थेरेपी (Herbal therapy)
    - इसमें पौधों के तत्वों का प्रयोग किया जाता है।
      उदाहरण– Saw palmetto (Serenoa repens)
    - यह Urinary लक्षणों को सुधारने में सहायक होते हैं।
- शल्य चिकित्सा (Surgery)

BPH का सर्जिकल प्रबंधन (Surgical management of BPH)

BPH में सर्जरी निम्नलिखित निर्देशों (Indication) पर की जाती है–

- जब मूत्र न हो पाने के कारण असहजता (Discomfort) हो।
- तीव्र मूत्र अवधारण (Acute urinary retention)
- Hydronephrosis

BPH के लिए की जाने वाली Surgery:

- Transurethral resection of prostate (TURP)
  इस प्रक्रिया में urethra द्वारा rectoscope डालकर prostate के टिसू को निकाल दिया जाता है।
- Transurethral microwave thermotherapy (TUMT)
  इस प्रक्रिया में Transurethral probe के द्वारा prostate पर प्रत्यक्ष रूप से microwave डालकर prostate टिसू का तापमान 113°F तक बढ़ा देते हैं। इस बढ़े तापमान के कारण टिसू की necrosis और death हो जाती है, जिससे BPH द्वारा उत्पन्न बाधा से आराम मिलता है।
- Transurethral needle ablation (TUNA)
  इसमें भी Prostate टिसू का तापमान बढ़ाते हैं लेकिन इसमें Low-wave radiofrequency का प्रयोग किया जाता है तथा वही स्थान प्रभावित होता है जो vaporize के संपर्क में आता है।
- Laser prostatectomy
  इस प्रक्रिया में Laser beam के fiber instrument द्वारा prostate टिसू को काटने, Coagulate तथा Vaporize करने के लिए प्रयोग किया जाता है।

BPH का नर्सिंग प्रबंधन (Nursing management of BPH)

नर्सिंग निदान (Nursing diagnosis)	अपेक्षित परिणाम (Expected output)	नर्सिंग हस्तक्षेप (Nursing implementation)
• तीव्र पीड़ा जिसका संबंध मूत्राशय में मूत्र की मात्रा के बढ़ने से है। (Acute pain related to bladder retention)	• पीड़ा की समस्या को कम या बिल्कुल समाप्त करना।	• रोगी की पीड़ा का आंकलन करें। • रोगी को urinary catheter डालें। • Intake–output chart बनाएँ। • Percussion द्वारा Bladder के खाली या भरे होने की जाँच करें। • रोगी की सहजता एवं आराम का आंकलन करें तथा नियोजन की समीक्षा करें।
• संक्रमण का जोखिम जिसका संबंध Catheter एवं मूत्रत्याग बाधा से है। (Risk for infection related to indwelling catheter and urinary stasis)	• संक्रमण के लक्षण न रहें।	• रोगी के Vital signs की नियमित जाँच करें तथा यदि उनमें परिवर्तन है तो उसे डॉक्टर को सूचित करें। • रोगी का मूत्र analysis एवं culture के लिए भेजें। • रोगी को अधिक पानी पीने के लिए प्रोत्साहित करें। • रोगी पर कोई क्रिया करते समय Strict aseptic technique का प्रयाग करें।
• भय जिसका संबंध बीमारी की जटिलताओं एवं ज्ञान की कमी के कारण है। (Fear related to complication of disease and lack of knowledge)	• रोगी को उचित जानकारी प्रदान कर, उसके भय का निवारण करना।	• रोगी के ज्ञान के स्तर का आंकलन करें। • उसे बीमारी से संबंधित जानकारी दें। • रोगी के परिवार को देखभाल में शामिल करें। • उसे surgery एवं उसके बाद की प्रक्रिया का ज्ञान दें। • रोगी को अपने भय एवं चिंताए व्यक्त करने का मौका दें।

5.4 जलने को परिभाषित करें। इसके वर्गीकरण का वर्णन करें। विस्तार से जलने के प्रबन्धन को बताइए।

Define burns. Describe the classification of burns. Explain the management of burns in details.

उत्तर जलने की परिभाषा (Define Burns)

जब शरीर में टिसू को ऊष्मा, रसायन, विद्युत या रेडियेशन के द्वारा क्षति पहुँचती है, तो उसे जलना (Burns) कहते हैं।

जलने का वर्गीकरण कई आधारों पर किया जाता है। यह इस प्रकार है:

- **जलने की गहराई के आधार पर (Depth of burn)**
  - आंशिक मोटाई जलन (Partial thickness burn)– यह दो प्रकार का होता है।
    1. First degree (Superficial)
       - ❖ इसमें त्वचा की Epidermis सतह को क्षति पहुँचती है।
       - ❖ त्वचा लाल रंग की हो जाती है।
       - ❖ यह पीड़ादायक होते हैं तथा इसमें फफोले (Blister) नहीं बनते।
       - ❖ यह घाव 3 से 7 दिन में भरने लगते हैं।
    2. Second degree (Deep burns)
       - ❖ इसमें Dermis सतह को क्षति पहुँचती है।
       - ❖ इसमें फफोले बनते हैं तथा त्वचा लाल एवं चिकनी हो जाती है।
       - ❖ इस जलन में अत्यधिक पीड़ा (Severe pain) होती है।
       - ❖ मध्यम एडीमा भी हो जाता है।
       - ❖ इन घावों को भरने मे 2–3 सप्ताह का समय लगता है।
  - पूर्ण मोटाई जलन (Full thickness burn)
    - ○ Third-degree burn
       - ❖ इसमें काले घाव पड़ जाते हैं।
       - ❖ रोगी को हल्की पीड़ा होती है तथा एडीमा भी उपस्थित होता है।
       - ❖ घाव को ठीक होने में हफ्ते से महीने लग जाते हैं।
    - ○ Fourth-degree burn
       - ❖ इसमें घाव गहरा, सूखा एवं त्वचा सख्त हो जाती है।
       - ❖ इसमें रोगी को बिल्कुल पीड़ा नहीं होती।
       - ❖ यह इतना गहरा होता है कि यह पेशियों, हड्डियों एवं टेन्डन (Tendon) तक को प्रभावित करता है।
       - ❖ इसके इलाज में Skin graft किया जाता है।
       - ❖ इन घावों को भरने में महीनों लग जाते हैं।
- **जलन की डिग्री के आधार पर (Extent of burn)–** यह **Rule of nine** के द्वारा निकाला जाता है।
- **स्थिति के आधार पर (Location of burn)**
  - Minor burn – जब जलन हाथ–पांव, पीठ, वक्ष आदि पर होने से होती है।

- Major burn – जब जलन सिर, चेहरे, गर्दन, पेरीनियम जैसे संवेदनशील क्षेत्रों में होती है, जिसे ठीक करना कठिन होता है, उसे Major burn कहते हैं।

पूर्ण मोटाई जलन के रोगी का नर्सिंग प्रबंधन (Nursing management of a patient with full thickness burns)

नर्सिंग निदान *(Nursing diagnosis)*	अपेक्षित परिणाम *(Expected output)*	नर्सिंग हस्तक्षेप *(Nursing intervention)*

• द्रव मात्रा कम होने का जोखिम जिसका संबंध जलन के कारण शुरू हुई वाष्पीकरण हानि, प्लाज्मा हानि आदि। (Risk for deficit fluid volume related to evaporative loss, plasma loss etc)	रोगी को द्रव मात्रा की कमी के जोखिम से बचाना।	• रोगी के vital signs प्रत्येक घंटे जाँचें।
		• रोगी का Strict intake-output chart बनाएँ।
		• रोगी के Pulmonary function का आंकलन करें।
		• प्रतिदिन रोगी का वज़न करें।
		• उसे अधिक गर्म कमरे में न रखें जो वाष्पीकरण (Evaporation) को बढ़ावा दें।
		• रक्त की जाँच नियमित कराएँ।
		• रोगी को आवश्यकता अनुसार ही द्रव दें। बहुत कम या ज्यादा न दें।
		• द्रव की मात्रा को Parkland फार्मूला या Brooke फार्मूला द्वारा गणना कर दें।
		  – Modified Brooke formula –2 mL/kg/% TBSA) आधा पहले 6 घंटे, आधा अगले 10 घंटे
		  – Parkland formula - 4 mL/kg/% TBSA आधा पहले 8 घंटे, एक–चौथाई दूसरे 8 घंटे तथा बचा एक–चौथाई आखिरी 8 घंटे।

• तीव्र पीड़ा जिसका संबंध जलने द्वारा उत्पन्न क्षति से है। (Acute pain related to injury caused by burns)	रोगी की पीड़ा को सीमित करें तथा उसे सहज अवस्था प्रदान करना।	• रोगी को IV analgesic दवा दें। e.g. Morphine • रोगी पर कोई भी विधि या क्रिया करने के 30 मिनट पहले ये दवा दें। • रोगी की घबराहट को कम करने के लिए उसे Antianxiety दवा दें। • रोगी को मानसिक एवं भावनात्मक सहयोग दें। • बिना वजह रोगी को हिलाएँ-डुलाएँ नहीं। • संपूर्ण आराम प्रदान करें। • रोगी के स्थिर अवस्था में आने के बाद उसे Diversional क्रियाएँ सिखाएँ। • रोगी के परिवार के सीमित सदस्यों को रोगी से मिलनें दें।

नर्सिंग निदान (*Nursing diagnosis*)	अपेक्षित परिणाम (*Expected output*)	नर्सिंग हस्तक्षेप (*Nursing intervention*)
• असंतुलित पोषण शारीरिक आवश्यकता से कम जिसका संबंध बढ़ी हुई कैलोरी मांग तथा खाने की क्षमता की कमी से है। (Imbalanced nutrition : less than body requirement related to increased calorie demand and inability to ingest food)	शारीरिक पोषण को आवश्यकता अनुसार पूरा करना।	• रोगी को NPO रखें तथा उसे Nasogastric tube डालें। • Nasogastric tube द्वारा रोगी को आहार देना प्रारंभ करें। • रोगी की Bowel sounds का आंकलन करें। • रोगी को high-calorie—high-protein diet Nasogastric tube द्वारा दें। • उसका Intake-output chart मॉनीटर करें। • पोषण की कमी के लक्षणों की जाँच करते रहें। • जब तक रोगी मुँह द्वारा भोजन न ले उसे Nasogastric tube से आहार देते रहें।
• घबराहट जिसका संबंध पीड़ा, उपचार की प्रक्रिया तथा आर्थिक आवश्यकताओं से है। (Anxiety related to pain treatment process and financial needs)	रोगी की घबराहट को कम करने में सहयोग करना।	• रोगी की घबराहट के स्तर तथा कारण का आंकलन करें। • रोगी की Anxiety को कम करने के लिए Antianxiety दवा दें। • रोगी को उसके परिवार के सदस्यों से मिलने दें। • रोगी को अपने भय एवं चिंताएँ अभिव्यक्त करने का मौका दें। • रोगी को उसकी स्थिति, उपचार प्रक्रिया एवं उसकी अवधि तथा खर्च आदि के बारे में जानकारी प्रदान करें। • रोगी को ठीक होने के सकारात्मक पहलुओं के बारे में बताएँ।
• स्वतः देखभाल किया में कमी जैसे नहाना, खाना, कपड़े पहनना आदि। (Self-care deficit in bathing, feeding, dressing, etc.)	रोगी को सर्वोत्तम स्तर तक स्वतः देखभाल में सक्षम बनाना।	• रोगी की स्वतः देखभाल करने की क्षमता का आंकलन करें। • रोगी की क्षमता के अनुसार उसकी क्रियाओं का नियोजन करें। • रोगी को इस नियोजन प्रक्रिया (Planning process) में शामिल करें। • रोगी को उसकी उपस्थित के अनुसार कार्य करने का प्रशिक्षण दें।

5.5 आपदाएँ कया होती हैं? आपदाओं के प्रकार का वर्णन कीजिए।

What are diasater? Explain about types of disaster.

उत्तर आपदा **(Disaster)**

आपदा का अर्थ किसी क्षेत्र में मानव निर्मित या प्राकृतिक कारणों से उत्पन्न हुई तबाही, दुर्घटना या लापरवाही से है, ये कारण मानव जीवन की हानि से संबंधित नुकसान, पर्यावरण और प्राकृतिक नुकसान को जन्म देते हैं।

या

आपदा अचानक घटित हुई एक ऐसी घटना है, जो गंभीर तौर पर समाज और समुदाय की सर्वप्रणाली को नुकसान पहुंचाती है और सामाजिक, आर्थिक, पर्यावरणीय होने का कारण बनती है।

आपदाओं के प्रकार (Type of disaster)

- जल और जलवायु संबंधित आपदाएँ (water and environment related disaster)
    - बाढ़ (Floods)
    - चक्रवात (Cyclones)
    - बवंडर और तूफान (Tornadoes and hurricanes)
    - ओला–दृष्टि (Hailstorm)
    - बादल फटना (Cloud burst)
    - हिमस्खलन (Snow avalanche)
    - सूनामी (Tsunami)
- भौगोलिक-संबंधी आपदाएँ (Land-related disaster)
    - भूस्खलन एवं कीचड़ धँसना (Landslide and mudflows)
    - भूकम्प (Earthquakes)
- रासायनिक, औद्योगिक एवं परमाणनिक आपदाएं (Chemical, industrial and nuclear disaster)
- दुर्घटना-संबंधित आपदाएं (Accident-related disaster)
    - दावानल (Forest fives)
    - क्रमवार बम विस्फोट (Serial bomb blasts)
- जैविक आपदाएं (Biological disaster)
    - महामारी (Epidemic)

या

इसे प्राकृतिक (Natural) एवं मानव निर्मित (Man-made) disaster के प्रकार में भी विभाजित किया जा सकता है।

5.6 फ्रैक्चर को परिभाषित कीजिए, फ्रैक्चर का वर्गीकरण और दाहिनी फीमर फ्रैक्चर के नर्सिंग प्रबन्धन का वर्णन कीजिए।

Define fracture. Write classification of fracture and nursing management of right femur bone fracture.

उत्तर अगस्त 2019 की प्रश्न संख्या 5.6 देखें।

फ्रैक्चर फीमर का नर्सिंग प्रबंध (Nursing management of fracture femur)

- चोट लगने के तुरंत बाद, रोगी को स्थानांतरित (Transfer) करने से पहले शरीर के हिस्से को स्थिर करना महत्वपूर्ण है।
- फ्रैक्चर के टुकड़ों की गति को रोकने के लिए पर्याप्त स्थिलेटिंग करें।
- यदि फ्रैक्चर खुला है तो गहरे ऊतकों (Deep tissues) के संक्रमण को रोकने के लिए घाव को रोगाणुटीन ड्रेसिंग (Antiseptic dressing) से ढकें।
- नर्स को मरीज को सूजन और दर्द को नियंत्रित करने के उचित तरीकों के बारे में निर्देश देना चाहिए।
- अप्रभावित मांसपेशियों के स्वास्थ्य को बनाए रखने और स्थानांत और सहायक उपकरणों के उपयोग के लिए आवश्यक मांसपेशियों की ताकत बढ़ाने के लिए व्यायाम सिखाना महत्वपूर्ण है।
- घाव को धोने व सफाई (Irrigation and drainage) करने का काम यथाशीघ्र शुरू किया जाता है।
- सूजन को कम करने के लिए प्रभावित पैर को ऊँचा उठा कर सहारा प्रदान करें।
- संक्रमण के संकेतों और लक्षणों की उपस्थिति के लिए रोगी का मूल्याँकन करें।
  एक साफ कपडे में बर्फ रखकर या आइस पैक (ice pack) कपड़े में बर्फ उपयोग करके 10 मिनट तक घायल व्यक्ति के प्रभावित क्षेत्र पर सिकाई करें।
- घायल व्यक्ति को एक आरामदायक पोजीशन में रहने के लिए मदद करें, उसे आराम करने के लिए कहें और आश्वासन दें।

Course: Diploma in General Nursing and Midwifery   **Year:** Second
Subject: Medical Surgical Nursing-II   **Code:** 5407
Time: 3 hours   **M. Marks:** 75

---

1. **Four options of answer of each question are given, only one option is correct. Choose and write only the correct option.** $(1 \times 5 = 5)$

1.1 **Alpa fetoprotein (AFP) is elevated in:**
आल्फा फीटोप्रोटीन में बढ़ाव होता है–
   (a) Hepatocellular cancer (हेपेटोसेलुलर कैंसर)
   (b) Pancreatic cancer (पैनक्रियाटिक कैंसर)
   (c) Breast cancer (स्तन कैंसर)
   (d) Prostate cancer (प्रोस्टेट कैंसर)
उत्तर (a) Hepatocellular cancers (हेपेटोसेलुलर कैंसर)   1

1.2 **Which type of burn is painless?**
किस प्रकार के जलन में दर्द नही होता है।
   (a) First degree (प्रथम श्रेणी)
   (b) Second degree (द्वितीय श्रेणी)
   (c) Third degree (तृतीय श्रेणी)
   (d) None (कोई नही)
उत्तर (c) Third degree (तृतीय श्रेणी)   1

1.3 **Snellen's chart is used to test:**
स्नेलनुस चार्ट का उपयोग किस परीक्षण के लिए किया जाता है।
   (a) Vision (दृष्टि)
   (b) Refraction (रिफरेक्शन)
   (c) Presbyopia (प्रीस्ब्योपिया)
   (d) Color blindness (कलर ब्लाइन्डनेस)
उत्तर (a) Vision (दृष्टि)   1

1.4 **Tympanoplasty is an operation aimed at:**
टिम्पेनोपलास्टी किस लिए की जाती है।
  (a) Correction of hearing in perceptive deafness
       (परसेप्टिव बहरेपन के सुधार के लिए)
  (b) Eradication of infection and correction of hearing
       (संक्रमण का उन्मूलन और सुनवाई का सुधार)
  (c) Drainage of mastoid abscess
       (मैस्टॉयड फोड़े की निकासी)
  (d) Correction of hearing in otosclerosis
       (ऑटोस्कलेरोसिस में सुनवाई का सुधार)

उत्तर (a) Correction of hearing in perceptive deafness
(परसेप्टिव बहरेपन के सुधार के लिए) 1

1.5 **Which of the following minerals is essential to bone healing?**
हड्डियों की चिकित्सा के लिए कौन-सा खनिज आवश्यक है।
  (a) Potassium (पोटेशियम)
  (b) Magnesium (मैगनिशियम)
  (c) Sodium (सोडियम)
  (d) Calcium (कैल्शियम)

उत्तर (d) Calcium (कैल्शियम) 1

2. **Write whether the following statements are true or false:** **5**
2.1 **Percentage of burn is calculated using rule of nine.**
बर्न के प्रतिशत की गणना के लिए नौ के नियम का उपयोग करते हैं।

उत्तर सही 1

2.2 **Hypermetropia is corrected by using concave lens.**
हाइपरमेट्रोपिया को अवतल लेंस का उपयोग करके ठीक किया जाता है।

उत्तर गलत 1

2.3 **The fluid between retina and lens is called aqueous humor.**
रेटिना और लेंस के बीच के द्रव को एक्योस ह्यूमर कहा जाता है।

उत्तर गलत 1

2.4 **Antrum puncture is a procedure to irrigate sinus cavity.**
एंट्रम पंक्चर साइनस गुहा को सींचने की प्रक्रिया है।

उत्तर सही 1

2.5 **The cranial nerve responsible for hearing and maintaining balance in trochlear nerve.**
ट्राक्लियर क्रेनियल नर्व सुनने और संतुलन बनाए रखने के लिए जिम्मेदार है।

उत्तर सही 1

3. **Fill up the blanks.** 5

3.1 **Commonest cause of blindness in India is**......................

भारत में अंधेपन का सबसे सामान्य कारण.....................है।

उत्तर Cataract 1

3.2 **Inflammation of the cornea is called**......................

कार्निया की सूजन को .... कहते हैं।

उत्तर Keratitis 1

3.3 **Surgical repair of nasal septum is known as**......................

नेसल सेपटम के सर्जिकल रिपेयर को.....................कहते हैं।

उत्तर Septoplasty 1

3.4 **Peritonsillar abscess is also known as** ....

पेरीटोन्सिलर एब्सेस को.....................कहते हैं।

उत्तर Quinsy 1

3.5 **CABG is a surgical procedure in which one or more blocks** ....
.... **are bypassed by a blood vessel graft.**

सी.ए.बी.जी. एक सर्जिकल प्रकिया है, जिसमें एक या अधिक बलॉक ....
.... को रक्त वाहिका ग्राफ्ट द्वारा पास करते हैं।

उत्तर Arteries 1

4. **Write short note on any four of the following:**

4.1 **Anemia—** ऐनिमिया (खून की कमी)

उत्तर परिभाषा

जब रक्त में लाल कोशिकाओं (red blood cell) या हीमोग्लोबिन (hemoglobin) की कमी हो जाती है, तो उस अवस्था को एनीमिया कहते हैं।

एनीमिया के प्रकार **(Types of anemia)**
कारण के आधार पर **(According to cause)**

- लोह की कमी के कारण एनीमिया (Iron deficiency anemia)
- रक्तस्राव से उत्पन्न एनीमिया (Hemorrhagic anemia)
- हिमोलायटिक एनीमिया (Hemolytic anemia)
- एप्लास्टिक एनीमिया (Aplastic anemia)
- विटामिन B_{12} की कमी से उत्पन्न एनीमिया (Vitamin B_{12} deficiency anemia)
- थैलेसीमिया (Thalassemia)
- सीकल रोल एनीगिया (Sickle cell anemia)

- शरीर क्रिया एनीमिया (Physiological anemia)
- जैसे– गर्भावस्था के कारण (In pregnancy)
- प्यूबर्टी के पश्चात (After puberty)

बनावट के आधार पर (According to Morphology)

- Normocytic-normochromic (सामान्य आकार एवं रंग)
- Macrocytic-normochromic (बड़ा आकार एवं सामान्य रंग)
- Microcytic-hypochromic (छोटा आकार, भूरा रंग)

लक्षण (Clinical manifestation)

- **हीमोग्लोबिन (Hemoglobin) की मात्रा 10 g/dL या इससे कम हो जाती है।**
- **सामान्य लक्षण (Common symptoms)**
    - दिल की धड़कन सुनाई देना (Palpitation)
    - साँस लेने में तकलीफ (Dyspnea)
    - अत्यधिक पसीना आना (Diaphoresis)
    - साँस का फूलना (Breathlessness)
    - कार्य करने की असक्षमता (Activity intolerance)
- **अन्य लक्षण (Other symptoms)**
    - त्वचा परिवर्तन (Skin changes)
        - त्वचा का भूरा होना (Pallor)
        - खुजली (Pruritus)
        - त्वचा का रंग गहरा होना (Hyperpigmentation)
    - हृदय–संबंधित लक्षण (Cardiac symptoms)
        - एन्जाइना (Angina)
        - तीव्र हृदय दर (Tachycardia)
    - पाचन तंत्र–संबंधित लक्षण (Gastrointestinal symptoms)
        - भूख न लगना (Anorexia)
        - हृदय क्षेत्र में जलन (Heartburn)
        - मुँह में प्रदाह (Stomatitis)
    - तांत्रिक तंत्र–संबंधित लक्षण (Neurological symptoms)
        - चक्कर आना (Dizziness)
        - एकाग्रता की कमी (Loss of concentration)

Anemia का प्रबंधन (Management of anemia)

1. दवाएँ (Drug therapy)
- रोगी को iron की दवाएँ दें।
    - Ferrous sulfate
    - Ferrous fumarate

- – Ferrous gluconate
- – Ferrous succinate
- यदि दवाएँ प्रभावी न हों तो रोगी को Intramuscular iron therapy दें।
  - – iron-dextran complex (imferon)
  - – iron-sorbitol citric acid (Jectofer)
  - – यदि Hemoglobin की मात्रा बहुत कम है तथा रोगी की स्थिति अस्थिर है तो उसे Blood transfusion दें।

आहार थेरेपी (Diet therapy)

- रोगी को प्रतिदिन 150 से 200 mg elemental iron प्रदान करें।
- रोगी को iron therapy के साथ Vitamin C की दवा दें। यह Iron को absorb कराने में सहायता करती है।
- रोगी को लौह तत्व युक्त खाद्य पदार्थ खाने की सलाह दें, जैसे हरी पत्तेदार सब्जियां, मूँगफली, गुड़ आदि।
- रोगी को पेट में कीड़े का उपचार करें।
- उसकी आहार-संबंधित गलत आदतों में सुधार एवं परिवर्तन करें।

नर्सिंग प्रबंधन (Nursing management)

1. रोगी के पोषण स्तर को बढ़ाना (Increased nutritional states of patient)
   - – रोगी में आयरन की कमी के कारण का पता लगाएँ।
   - – रोगी को उच्च प्रोटीन, कैलोरी-युक्त आहार दें।
   - – रोगी का वजन जाँचें।
   - – समय पर रोगी के Hemoglobin की जाँच करें।
   - – रोगी के भोजन में उपयुक्त आयरन की मात्रा सम्मिलित करें।
   - – आयरन के Absorption को घटाने वाले कारकों का निवारण करें।
   - – रोगी को थोड़े–थोड़े समय पर छोटा आहार खाने की सलाह दें।
   - – रोगी को खाने में हरी पत्तेदार सब्ज़ियाँ, फल आदि लेने के लिए कहें।

2. कार्य क्षमता बढ़ाना (Increased level of activity)
   - – एनीमिया के कारण रोगी कई कार्य करने में असक्षम हो जाता है जैसे चढ़ना, दौड़ना, लम्बे समय तक कार्य करना।
   - – रोगी की कार्य क्षमता का आंकलन करें तथा उसकी क्रिया का नियोजन करें।
   - – रोगी को कार्य करने के बीच में आराम लेने की सलाह दें।
   - – रोगी के Hemoglobin स्तर की समय-समय पर जाँच करें।

3. स्वास्थ्य शिक्षा (Health education)
   - – रोगी एवं उसके परिवारजनों को एनीमिया-संबंधित जानकारी दें।
   - – रोगी को अपनी दवाओं को लेने के लिए प्रोत्साहित करें।
   - – रोगी को दवाओं द्वारा होने वाले दुष्प्रभाव की जानकारी प्रदान करें।
   - – रोगी को पोषण तथा उसकी आवश्यकता समझाएँ।

4.2 Syphilis (सिफलिस)

उत्तर सिफलिस।

परिभाषाः यह *Treponema pallidum* बैक्टीरिया के द्वारा फैलने वाला संक्रमण है, जो त्वचा पर होने वाले सिफिलिटिक छाले और श्लेष्मा झिल्ली (Mucous membranes) में प्रत्यक्ष रूप से हस्तांतरित होता है। यह एक यौन संचारित संक्रमण (STD) है, तो इलाज न कराने पर गंभीर रुप धारण कर सकता है।

लक्षण (Symptoms) —

1. **प्राथमिक चरण (Primary stage)**
    - पीड़ारहित छोटे छाले

2. **माध्यमिक चरण (Intermediate stage)**
    - बिना खुजली वाले चकत्ते जो शरीर के ऊपरी हिस्से से शुरू होते हैं और पूरे शरीर में फैल जाते हैं, जिसमें हथेलियां और तलवे शामिल हैं।
    - मुँह, गुदा एवं जननांग (Private part) में मस्से जैसे छाले
    - मांसपेशियों में दर्द
    - बुखार
    - गले में खराश
    - सूजी हुई लसीका ग्रंथियाँ
    - कहीं-कहीं से बाल झड़ना
    - सिर दर्द
    - वजन घटना
    - थकान

3. **तृतीयक चरण (Tertiary stage)**
    - अंधापन
    - बहरापन
    - मानसिक बीमारी
    - स्मरण शक्ति की क्षति
    - नरम ऊतक (Soft tissue) और हड्डियों को नुकसान
    - तंत्रिका (nervous) संबंधी विकार जैसे स्ट्रोक या मेनिन्जाइटिस (meningitis)
    - दिल की बीमारी
    - न्यूरोसिफिलिस जो मस्तिष्क या रीढ़ की हड्डी में होने वाला संक्रमण है।

कारण (Causes)

- यौन संबंध द्वारा संक्रमित व्यक्ति से स्वस्थ व्यक्ति में संचारित होता है।
- गर्भावस्था में संक्रमित माँ से भ्रूण को हस्तांतरित हो सकता है।
- बैक्टीरिया त्वचा में लगी मामूली चोट अथवा खरोंच या श्लेष्मा झिल्ली (Mucous membrane) के माध्यम से शरीर में प्रवेश करता है।

बचाव (Prevention)

- कई व्यक्ति के साथ संबंध बनाने से बचें।
- किसी भी प्रकार के यौन संबंध में कण्डोम का प्रयोग करें ।
- यौन संचारित संक्रमण की जाँच कराएँ।

प्रबंधन (Management)

- प्रारंभिक अवस्था इस रोग का उपचार करना आसान होता है।
- पेनिसिलिन (Penicillin) drug of choice होती है।
- Penicillin से एलर्जी है तो अन्य एंटीबायोटिक का प्रयोग कर सकते हैं।
- गर्भवती महिलाओं को भी पेनिसिलिन से ही उपचार किया जाता है। जिन्हें एलर्जी है, उन्हें पहले विसुग्राहीकरण (Desensitization) की प्रक्रिया से गुजरना पड़ता है, जिसके बाद वह पेनिसिलिन लेने में समर्थ हो सकती हैं।

4.3 Cardiac catheterization (कार्डियक कैथेटराइज़ेशन)

उत्तर परिभाषा – कार्डियक कैथेटराइज़ेशन एक चिकित्सा प्रक्रिया है जो हृदय के कार्य का मूल्यांकन करने और विभिन्न हृदय स्थितियों का निदान करने के लिए की जाती है, अर्थात् ऐसी स्थितियाँ जो रक्त वाहिकाओं या हृदय को प्रभावित करती हैं।

उद्देश्य (Purpose)

- कोरोनरी धमनी रोग (Coronary artery disease)
- दिल की विफलता (Cardiac failure)
- जन्मजात हृदय रोग (Congenital heart disease)
- हृदय वाल्व रोग (Cardiac valve disease)
- माइक्रोवैस्कुलर हृदय रोग (Microvascular heart disease)
- रक्त के थक्कों की जाँच के लिए रक्त वाहिकाओं की जाँच
- बायोप्सी (Biopsy)
- हृदय कितनी अच्छी तरह रक्त पंप कर रहा है यह जानने के लिए।
- रक्त वाहिकाओं (Blood vessels) में रुकावट या संकुचन का पता लगाना जिससे सीने में दर्द होता है।
- हेमोडायनामिक मूल्यांकन (hemodynamic evaluation)

कार्डियक कैथेटराइज़ेशन तैयारी (Preparation for cardiac catheterization)

- सबसे पहले व्यक्ति की एलर्जी की history लें कि क्या उसे आयोडीन, दवाओं लेटेक्स, टेप कंट्रास्ट डाई या संवेदनाहारी एजेंटों से एलर्जी है।
- डॉक्टर को किसी भी दवा, पूरक या जड़ी बूटी के सेवन के बारे में बताएँ।
- अपनी चिकित्सकीय बीमारी के बारे में डॉक्टर को बताना।
- प्रक्रिया से आठ घंटे पहले कुछ भी न खाएँ पिएं।

- प्रक्रिया के कुछ दिन पहले एस्पिरिन (Aspirin) और वाफेरिन (Warfarin) जैसे ब्लड थिनर लेने से रोकें।
- हृदय में वाल्व या हृदय में पेसमेकर है तो डॉक्टर को सूचित करें।
- आराम करने के लिए प्रक्रिया से पहले एक शामक दिया जा सकता है।

कार्डियक कैथेटराइज़ेशन के बाद की देखभाल (Care after cardiac catheterization)

- यदि कैथेटर को ग्रोइन क्षेत्र में रखा जाता है, तो रोगी को धमनी के उपचार की अनुमति देने और गंभीर रक्तस्राव से बचने के लिए प्रक्रिया के बाद कई घंटों तक फ्लैट लेटने की आवश्यकता होती है।
- प्रक्रिया के बाद कुछ दिनों तक दर्द महसूस करना सामान्य है।
- यदि पहुँच की जगह (insertion site) पर या उसके आस–पास दर्द है, खून बह रहा है या सूजन है तो तुरंत डॉक्टर को बताएँ।

जोखिम (Risk factors)

- खून बहना (Bleeding)
- चोट (Injury)
- रक्त का थक्का बनना (Blood clotting)
- दिल का दौरा (Cardiac arrest)
- दिल, धमनी और कैथेटर सम्मिलन के क्षेत्र को नुकसान
- संक्रमण (Infection)
- गुर्दे खराब (Kidney failure)
- अतालता (Arrhythmias)
- आघात (Stroke)
- संवेदनहारी एजेंटों, दवाओं या कंट्रास्ट डाई से एलर्जी की प्रतिक्रिया।

4.4   Snakebite स्नेक बाइट (सांप का काटना)

उत्तर साँप का काटना (Snake bite):

साँप के काटने के लक्षण (Symptoms of snake bite)

- पीड़ा तथा काटने के स्थान पर संवेदनहीनता एवं जलन
- चक्कर आना
- सूजन
- धुंधला दिखना
- साँस लेने एवं बोलने में तकलीफ
- मुँह से थूक निकलना
- पक्षाघात (Paralysis)
- दौरे पड़ना (Convulsions)
- अचेतना (Coma)

उपचार (Treatment)

- रोगी को लिटा दें तथा आराम प्रदान करें।
- रोगी को सांत्वना दें।
- रोगी को चलने से मना करें।
- साँप के काटे स्थान तथा हृदय की दिशा के बीच में Tourniquet बाँधें ताकि यह रक्त हृदय तक न पहुँच पाये।
- प्रभावित पैर को हिलायें नहीं।
- काटे स्थान को Normal saline से धोएँ।
- घाव पर Ice pack न लगाएँ।
- Shock का उपचार करें।
- रोगी को तुरंत अस्पताल में Shift करें।
- काटने वाले साँप को पहचाने ताकि उसके अनुसार Antivenom रोगी को दिया जा सके।

4.5 Food poisoning (फूड पाइजनिंग)

उत्तर खाने की विषाक्तता

परिभाषा (Definition): फूड पाइजनिंग पेट से संबंधित एक संक्रमण है जो कि स्टैफिलोकोकस (*Staphylococcus*) नामक बैक्टीरिया, वायरस या अन्य जीवाणुओं के चलते हो सकता है। यह बैक्टीरिया, वायरस या अन्य जीवाणु हमारे खाने के साथ पेट में चले जाते हैं जिसकी वजह से फूड पाइजनिंग जैसी गंभीर समस्या का सामना करना पड़ता है।

लक्षण (Symptoms)

- पेट में दर्द
- पेट में मरोड़
- दस्त होना
- भूख न लगना
- मल में खून आना
- ठंड लगना और बुखार आना
- लगातार सिरदर्द होना
- मतली और उल्टी होना
- कमजोरी गंभीर हो सकती है
- मुँह सूखना
- गंभीर निर्जलीकरण (Dehydration) होना
- पेशाब में खून आना
- पेट में एसिड की मात्रा बढ़ना

- देखने या बोलने में कठिनाई
- पेशाब कम आना या पेशाब न आना
- दस्त होना जो 3 दिनों से अधिक समय तक रहता है
- 102°F से अधिक बुखार होना
- पेट में असहनीय दर्द होना

फूड पॉइजनिंग होने के कारण (Causes of food poisoning)

- बिना धुले हुए बर्तनों का उपयोग करने से
- खराब डेयरी उत्पाद लेने से
- समुद्री आहार लेने से
- बिना हाथ धोए खाना बनाने या खाना लेने से
- साफ पानी न लेने से
- बिना धुली सब्जी या फल लेने से
- Raw मांस लेने से
- वंशानुगत होने के कारण
- कमजोर पाचन तंत्र

उपचार (Treatment)

- ओ.आर.एस. (ORS)
- सादा, पौष्टिक एवं पाचक खाना एवं कम मसाले वाला खाना खाएँ।
- दही का इस्तेमाल
- सामान्य साफ–सफाई का ध्यान रखें।
- अधिक पानी का सेवन करें।
- लिवर को नुकसान पहुँचाने वाले तत्वों जैसे शराब, दर्द निवारक दवाओं, बुखार की आदि दवा का इस्तेमाल तत्काल बंद कर दें और लिवर की जाँच कराएँ।

4.6 Nurse's role in disaster management (आपदा प्रबंधन में नर्स की भूमिका)

उत्तर आपदा प्रबंधन में नर्स की भूमिका (Role of nurse in disaster management)

1. तत्कालिक भूमिका (Immediate role)

- उसे बीमार एवं घायल व्यक्ति को चिकित्सकीय सहायता प्रदान करनी चाहिए।
- उसे रोगियों को priority के आधार पर shift करना चाहिए।
- उसे घायल व्यक्तियों का triage करना चाहिए, जिससे shifting में सहायता मिले।
- उसे रोगियों के vital sign चेक करने चाहिए।
- उसे बच्चों, गर्भवती महिलाओं तथा बुजुर्ग व्यक्तियों की विशेष देखभाल करनी चाहिए।

– उसे इस प्रक्रिया के दौरान संचार बनाए रखना चाहिए तथा सही रिकॉर्डिंग एवं रिपोर्टिंग करनी चाहिए।

– उसे सभी व्यक्तियों की संभव पहचान कर, उन्हें tag करना चाहिए।

– उसे इस पूरी प्रक्रिया के दौरान चिकित्सा टीम के साथ सहयोग एवं समन्वय बना कर रखना चाहिए।

2. **बाद के कार्य (Late role)**

– मानसिक सहयोग (Psychological support)

○ उसे प्रभावित व्यक्तियों तथा उनके परिवार वालों को psychological support देना चाहिए।

○ उसे रोगियों को पूर्ण शारीरिक, मानसिक, सामाजिक सहयोग प्रदान करना चाहिए।

○ उसे रोगी तथा उसके परिवार के सभी प्रश्नों को सुनकर, उनका सही उत्तर देना चाहिए।

○ उसे व्यक्ति को अपनी भावनाएँ व्यक्त करने का अवसर प्रदान करना चाहिए।

○ वह व्यक्ति जो शारीरिक या मानसिक रूप से क्षतिग्रस्त है, उसे उसके पुर्नवासन में सहायता करनी चाहिए।

– रोगों पर नियंत्रण (Disease control)

○ आपदा के दौरान साफ पानी का प्रबंधन करें तथा रुके पानी के निष्कासन का प्रबंधन करें। जमा पानी बीमारियों को जन्म देता है।

○ गंदगी तथा भीड़–भाड़ नहीं होने देना, यह भी बीमारियों को बढ़ाता है।

○ मृत शव का जल्दी उपाय करने के लिए स्थानीय संस्थानों से संपर्क करना।

○ टीटाकरण का प्रबंधन कर, फैलने वाली बीमारियों की रोकथाम करना।

– पोषण (Nutrition)

○ आपदा के दौरान स्वस्थ एवं साफ भोजन की उपलब्धता तथा आवश्यकता अधिक बढ़ जाती है।

○ नर्स की भूमिका होती है कि वो आपदा के दौरान प्रभावित सभी लोगों के पोषण के स्तर तथा आवश्यकता का आंकलन करें, तथा उपलब्धता के आधार पर उन्हें उत्तम भोजन प्रदान करें।

○ बच्चों, गर्भवती महिलाओं तथा स्तनपान कराने वाली माताओं के पोषण पर विशेष ध्यान दें तथा इनकी आवश्यकता को पहले पूरा करें।

- जल आपूर्ति (Water supply)
  - ○ सभी उपस्थित सार्वजनिक जल आपूर्ति स्थलों की जाँच करायें।
  - ○ आपदा के समय पानी को सुरक्षित बनाने के लिए नर्स को क्लोरिनेशन कराना चाहिए। यह पानी को विसंक्रमित करने का सबसे उत्तम तरीका है।
  - ○ यदि संभव हो तो उसे प्रभावित क्षेत्र के बाहर से पीने के पानी का प्रबंधन करना चाहिए।

5. **Answer in detail of any four of the following:**

5.1 ऑन्कोलॉजी को परिभाषा एवं पैलिएटिव देखभाल के उददेश्य क्या हैं? आमतौर पर बीमार कैंसर के रोगियों में पैलिएटिव देखभाल के बारे में विस्तार से लिखें। **Define oncology. What are the purposes of palliative care. Write in details about the palliative care in terminally ill cancer patient.**

उत्तर **Oncology की परिभाषा**

Oncology आयुर्विज्ञान की वह शाखा है जो कैंसर से संबंधित है।

Palliative care के उद्देश्य (Purpose of palliative care)

- पेलिएटिव केयर का उद्देश्य रोगियों तथा उनके परिजनों को सभी परेशानियों से राहत दिला कर उनके जीवन की गुणवत्ता बढ़ाते हुए, उनको यथासंभव आत्मनिर्भर बनाना होता है।

- पेलिएटिव केयर स्पेशलिस्ट अन्य सोशलिस्ट, साइकोलोजिस्ट, पैलिएटिव केयर नर्सों, फिजियोथेरेपिस्ट इत्यादि की टीम की देखरेख में पैलिएटिव केयर ओपीडी, डेकेयर, दाखिल कर के और घर में भी दी जा सकती है।

- रोगी को पेलिएटिव केयर सेंटर में बिना जरूरत की जाँचे, प्रोसीजर दवाएँ तथा दाखिले की जरूरत न होने के कारण, यह रोगी के लिए आर्थिक रूप से किफायती होता है।

- इसमें रोगी के परिजनों को ट्रेन्ड किया जाता है कि रोगी की देखभाल घर में कैसे की जा सकती है। ताकि परिवार आगे आनी वाली समस्याओं की रोकथाम तथा पहचान कैसे करे तथा इमरजेंसी पड़ने पर हॉस्पिटल लाने की परामर्श दी जाती है।

कैंसर से पीड़ित व्यक्ति की Palliative care (Care of terminally ill cancer patient)

- दर्द और अन्य लक्षणों से राहत, उदाहरण के लिए उल्टी, साँस लेने में कठिनाई।

- दवाईयों का प्रबंधन

- भोजन और पोषण-संबंधी सलाह और सहायता

- बेहतर गतिशीलता और नींद में सहायता के लिए देखभाल और जानकारी

- भविष्य में चिकित्सकीय इलाज के निर्णयों और देखभाल के लक्ष्यों के बारे में योजना बनाना

- घर में देखभाल के लिए आवश्यक सहायकों जैसे कि उपकरण आदि संसाधन का इस्तेमाल करना।
- संवेदनात्मक मुद्दों पर बातचीत करने के लिए परिवारों को एक साथ जुटने में सहायता करना।
- घर पर सहायता और वित्तीय सहायता जैसे अन्य सेवाओं से संपर्क करवाना।
- लोगों को उनके सांस्कृतिक कर्तव्य पूरे करने में सहायता करना।
- भावनात्मक सामाजिक और आध्यात्मिक चिंताओं से संबंधित सहायता प्रदान करना।
- रोगी को, रोगी के परिवार और देखभाल कर्ताओं को काउंसलिंग और गहरे दुख में सहायता करता है।
- रोगी की मृत्यु हो जाने के बाद रोगी के परिवार और देखभालकर्ताओं को शोक से उबारने के लिए देखभाल करना।

5.2 ट्रेकियोस्टोमी को परिभाषित करें। ट्रेकियोस्टोमी के संकेत। ट्रेकियोस्टोमी के बाद एक मरीज की देखभाल के बारे में लिखें।

(Define tracheostomy. Indications of tracheostomy. Care of patient after tracheostomy).

उत्तर **Tracheostomy की परिभाषा (Definition of Tracheostomy)**

जब रोगी की श्वासनली (Trachea) में वायुमार्ग (Airway) की स्थापना करने के लिए कृत्रिम छेद बनाते हैं, तो उस प्रक्रिया को Tracheostomy कहते हैं।

संकेत (Indication)

- ट्यूमर
- वॉयस बाक्स की ऐंठन
- खासनली में चोट (Injury of windpipe)
- वोकल कार्ड पैरालिसिस (Vocal cord paralysis)
- मुंह, जीभ या वायुमार्ग की सूजन (Mouth, tongue and airway swelling)
- भोजन वायुमार्ग में फंस गया। (Food lodged in windpipe)
- बर्न्स (Burns)
- संक्रमण (Infection)
- स्लीप एप्निया (Sleep apnea)
- चेहरे की सर्जरी (Facial surgery)
- पक्षाघात (Stroke)
- एनाफेलेक्सिस (Anaphylaxis)

रीढ़ की हड्डी में चोट (Spinal cord injury)

Tracheostomy का प्रबंधन (Management of tracheostomy)

- Airway को साफ एवं नम बनाए रखना (Keep airway clear and moist)
  - रोगी की Tracheostomy पर गीला Gauze पीस डालना चाहिए, जिससे साँस लेते समय हवा में नमी बनी रहे।

- Airway को साफ (Clear) रखने के लिए रोगी को–
    ○ भाप या Nebulization दें।
    ○ समय–समय पर नियमित रूप से Suctioning करें।
    ○ बलगम को बाहर लाने के लिए Chest physiotherapy दें।
    ○ रोगी को श्वसन में सहायता प्रदान करने के लिए Fowler position दें।

- **Tracheostomy द्वारा संक्रमण की रोकथाम (Prevention of infection through tracheostomy)**
    - रोगी को tracheostomy care देते समय तथा suction करते समय Sterile तकनीक का प्रयोग करें।
    - सदैव Gloves का प्रयोग करें।
    - रोगी के Tracheostomy के आस–पास के स्थान को साफ रखें।
    - रोगी के कमरे में धूल, धूम्रपान आदि नहीं होना चाहिए।
    - समय–समय पर tracheostomy के आस–पास तथा शरीर में संक्रमण के लक्षणों की जाँच करें।

- **Tracheostomy रोगी को भोजन कराना (Feeding the patient with Tracheostomy)**
    - रोगी को IV fluid दें।
    - रोगी को चेतना अवस्था में ही मुख द्वारा पानी या खाना दें।
    - रोगी को खाना खिलाते समय सदा बिठाएँ।
    - खाने के तुरंत बाद लिटाना नहीं चाहिए।

- **Tracheostomy की suctioning एवं देखभाल**
    - हाथों को अच्छी तरह से साफ करें।
    - नए एवं sterile suction catheter का प्रयोग करें।
    - अत्यधिक एवं अनावश्यक अवधि तक Suction न करें।
    - Suction के बाद tracheostomy के inner cannula को साफ कर, उसे उसके स्थान पर लगा दें।
    - Tracheostomy की पट्टी (Tie) को बदलकर साफ पट्टी लगाएँ।
    - प्रतिदिन कम से कम तीन बार Tracheostomy की देखभाल करें।

- **Tracheostomy के साथ बोलना (Speech with tracheostomy tube)**
    - रोगी को अलार्म की सुविधा दें ताकि वह अपनी आवश्यकताओं का संचार कर सके।
    - शुरूआत में रोगी को लिखित संचार के लिए प्रेरित करें।
    - रोगी को tracheostomy के साथ बोलने का प्रशिक्षण प्रदान करें।

5.3 रेटिनल डिटेचमेंट से आप क्या समझते हैं? रेटिनल डिटेचमेंट के कारण, सर्जिकल और नर्सिंग प्रबंधन के बारे में विस्तार से लिखें।

What do you mean by retinal detachment? Causes of retinal detachment. Write in detail about surgical and nursing management of retinal detachment.

उत्तर रेटिनल डिटेचमेन्ट (Retinal detachment): रेटिनल डिटेचमेंट की शिकायत तब होती है, जब रेटिना आपकी आँख के पीछे से अलग हो जाता है। इससे दृष्टि का नुकसान हो सकता है।

या

यह आपातकालीन स्थिति है जिसमें रेटिना की परत (आँख के पिछले हिस्से में टिश्यू की लाइट सेंसिटिव परत अपनी सही जगह से दूर हो जाती है या खिसक जाती है।

कारण (Causes)

- रेटिना में छोटा सा छेद
- रेटिना में मौजूद टिश्यू का बढ़ना
- आँखों में सूजन
- आँख में चोट लगना
- बढ़ती उम्र में आंखों में धब्बों से बिगड़ते हालात
- रेटिना के पीछे का कैंसर

जोखिम कारक (Risk factors)

- एक आँख में रेटिना डिटेचमेंट होने का इतिहास
- मोतियाबिंद हटाने जैसी आँखों की सर्जरी का इतिहास
- एजिंग रेटिनल डिटेचमेंट (Aging retinal detachment) के लिए एक और जोखिम कारक है।
- गंभीर आँख की चोट भी रेटिना की टुकड़ी का कारण बन सकती है।
- रेटिना टुकड़ी का पारिवारिक इतिहास
- मायोपिया या अत्यधिक निकट दृष्टि
- डायबिटीज मेलिटस
- 50 साल से अधिक उम्र

चिकित्सकीय प्रबंध (Surgical management)

- **फोटोकोएग्यूलेशन (Photocoagulation):** इस प्रक्रिया में डॉक्टर एक फैली हुई पुतली के माध्यम से लेजर को आँख में निर्देशित करता है, लेजर रेटिना के चारों ओर जलन का कारण बनता है, जोकि आँसू को सील कर देता है ताकि डिटेचमेंट न हो और इसके भी नुकसान ना हो।

- **क्रायोपेक्सी (Cryopexy):** इस प्रक्रिया में डॉक्टर आँख के बाहर रेटिनल टियर साइट के एरिये में एक फ्रीजिंग जाँच लागू करेगा। उसके परिणामस्वरूप स्कारिंग रेटिना को जगह पर रखने में मदद करेगा।

- **रेटिनोपेक्सी (Retinopexy):** इसका उपयोग मामूली डिटेचमेंट की मरम्मत के लिए किया जाता है।
- **स्क्लेरल बकलिंग (Scleral buckling):** इसमें आँख की दीवार को रेटिना में धकेलने के लिए आंख के बाहर के चारों ओर एक बैंड लगाया जाता है।
- **वेटरेक्टोमी (Vitrectomy)**

नर्सिंग प्रबंधन (Nursing management)

- रोकथाम (Prevention)
  - आँखों की नियमित देखभाल करें
  - खेल खेलते समय या जोखिम भरे काम करते समय सुरक्षा चश्मा या दूसरे सुरक्षात्मक गियर का इस्तेमाल करें।
  - जल्दी उपचार करवाएँ
- डाईट (Diet)
  - विटामिन सी से भरपूर खाद्य पदार्थों में संतरा, सेब, आड़ू, टमाटर और अंगूर शामिल हैं।
  - ओमेगा 3 फैटी एसिड से भरपूर खाद्य पदार्थों में सैल्मन और टूना शामिल हैं।
  - जिंक से भरपूर खाद्य पदार्थों में अंडे और सैल्मन शामिल हैं।
  - विटामिन ई से भरपूर खाद्य पदार्थों में अखरोट, बादाम और हेजलनट्स शामिल हैं।
- सर्जरी के बाद देखभाल (Postoperative care)
  - सर्जरी के बाद व्यक्ति को तेज रोशनी से दूर रखें।
  - सर्जरी के बाद व्यक्ति को कोई भी ऐसा काम न करने दें जिससे आँख पर जोर पड़े या अधिक रोशनी पड़े।

5.4 **रूमेटिक बुखार क्या है इसके चिन्ह व लक्षण क्या हैं? रूमेटिक हार्ट डिसीज़ के मेडिकल और नर्सिंग प्रबंधन के बारे में विस्तार से लिखें।**

What is rheumatic fever? Signs and symptoms of rheumatic fever? Write in detail about the medical and nursing management of rheumatic heart disease.

उत्तर **Rheumatic fever**

परिभाषा (Definition)– यह एक प्रदाह रोग (Inflammatory disease) है जो हृदय की तीनों परतों (Layers) को प्रभावित करता है। जो हैं Endocardium, Myocardium एवं Pericardium।

कारण (Etiology)

- Group AB: Hemolytic streptococcal infection
- निम्न सामाजिक–आर्थिक स्तर (Low socioeconomic status)
- रहने की भीड़ भरी बस्तियां (Crowded slums)

- कुपोषण (Malnutrition)
- गले में सूजन (Sore throat)

नैदानिक लक्षण (Clinical manifestation)

- Rheumatic fever के लक्षणों को Jones criteria के आधार पर जाँचा जाता है।
- यह Criteria दो प्रकार के होते हैं, Major एवं Minor
- जब दो या एक Major criteria तथा दो Minor criteria प्रस्तुत होते हैं, तो Rheumatic fever की पुष्टि की जाती है।

Major criteria

- कार्डाईटिस (Carditis)
- पॉलीआर्थ्राइटिस (Polyarthritis)
- कोरिया (Chorea)
- हल्के गुलाबी रंग के दाब (Erythema marginatum)
- छोटी, ठोस, पीड़ा रहित गाँठे (Subcutaneous nodules)

Minor criteria

- बुखार (Fever)
- पहले हुआ Rheumatic fever या Rheumatic heart disease
- आर्थ्राल्जिया (Arthralgia)
- दीर्घकालिक PR अंतराल (Prolonged PR interval)
- प्रयोगशाला निदान (Laboratory findings)
    - Antistreptolysin O titer (ASO titer) >250 IU/mL
    - ESR > 15 mm प्रतिघंटा
    - CRP – positive
    - गले का Swab culture – Streptococci के लिए Positive
    - WBC count – बढ़ा हुआ
    - RBC parameters – anemia

5.5 ट्यूबरक्लोसिस क्या है, चिन्ह और लक्षण लिखें। ट्यूबरक्लोसिस के मेडिकल व नर्सिंग प्रबंधन को विस्तार से लिखें।

Define tuberculosis. Write signs and symptoms of tuberculosis. Write in detail about medical and nursing management of tuberculosis.

उत्तर क्षयरोग (Tuberculosis)

परिभाषा (Definition)

यह एक संक्रामक रोग है जो कि *Mycobacterium tuberculosis* नामक बैक्टीरिया के कारण होता है।

चिन्ह एवं लक्षण (Signs and symptoms)

- थकान (Fatigue)
- शारीरिक थकान (Malaise)
- भूख न लगना (Anorexia)
- निम्न स्तर का बुखार (Low-grade fever)
- रात में पसीना आना (Night sweat)
- वजन कम होना (Weight loss)
- कफ (cough) जल्दी–जल्दी तथा mucus सहित होना
- साँस लेने में तकलीफ (Dyspnea)
- छाती में जकड़न भरी पीड़ा (Congestive chest pain)
- खाँसी में खून आना (Hemoptysis)
- फ्लू जैसे लक्षण (Flu-like symptoms)

प्रबंधन (Management)

- Drug therapy
- TB के रोगी को Antitubercular दवाएँ दी जाती हैं।
- यह दवाएँ इस प्रकार हैं–
  - First-line drugs
    - Isoniazid
    - Rifampicin
    - Ethambutol
    - Streptomycin
    - Pyrazinamide
  - Second-line drugs
    - Ethionamide
    - Capreomycin
    - Kanamycin
    - Para-aminosalicylic acid
    - Cycloserine
- टीकाकरण (Vaccine)
  - Bacille Calmette Guerin (BCG) द्वारा क्षयरोग की . रोकथाम की जा सकती है।
- पोषण थेरेपी (Nutrition therapy)
  - रोगी को संतुलित आहार प्रदान करें।
  - रोगी को उच्च कैलोरी एवं प्रोटीन आहार प्रदान करें।
  - छोटी मील तथा शीघ्र अवधि में खाने को कहें।
  - प्रतिदिन 2 से 3 लीटर द्रव लेने की सलाह दें।

नर्सिंग प्रबंधन (Nursing management)

- **रोकथाम (Prevention)**
    - सभी बच्चों को जन्म के समय BCG का टीकाकरण कराएँ।
    - लोंगो को साफ–सफाई अपनाने के लिए प्रोत्साहित करें।
    - किसी क्रिया को करने से पहले एवं बाद में सदैव हाथ धोने की सलाह दें।
    - छींकते या खांसते समय मुंह को ढंके ताकि किसी प्रकार से संक्रमण न बढे।

- **दवाओं के दुष्प्रभाव (Side effects of drugs)**
    - रोगी को drugs द्वारा होने वाले दुष्प्रभावों की जानकारी दें। जैसे Rifampicin खाने से शरीर के स्राव, लाल या नारंगी के हो जाते है–जैसे मूत्र।
    - कुछ दवाएँ Pyridoxine विटामिन की कमी करती है इसलिए इनके साथ विटामिन की गोली भी दें।
    - Streptomycin देने से पहले test dose द्वारा उसके प्रति संवेदनशीलता जाँचे।
    - रोगी की Liver function test कराएँ क्योंकि इन दवाओं का चयापचय यकृत में होता है इसलिए यह यकृत को प्रभावित करते हैं।

- **रोगी की देखभाल (Care of the patient)**
    - संभवतः रोगी को हवादार एवं अलग जगह पर रखें। उस स्थान का संवातन उचित एवं उपयुक्त होना चाहिए।
    - कोई भी प्रक्रिया करने से पहले एवं बाद मे हाथ धोयें।
    - रोगी के पास जाते समय मास्क पहने।
    - विशेषकर बच्चों एवं गर्भवती महिलाओं को रोगी के समीप न जानें दें।
    - रोगी को नियमित रूप से उपचार दें तथा उसके पोषण का ध्यान रखें।

- **स्वास्थ्य शिक्षा (Health education)**
    - रोगी एवं उसके परिवारजनों को TB के बारे में संपूर्ण जानकारी प्रदान करें।
    - रोगी को नियमित एवं निरंतर रूप से उपचार लेने का महत्व समझाएं तथा इसका पालन करने की सलाह दें।
    - रोकथाम-संबंधी जानकारी भी रोगी एवं उसके परिवार को प्रदान करें।
    - रोगी को उसके पोषण के बारे में उचित ज्ञान दें।
    - नियमित जाँच एवं फौलो–अप के लिए आने को प्रोत्साहित करें।

5.6 फ्रैक्चर की परिभाषा एवं प्रकार क्या हैं? प्लासटर कास्ट के मरीज की देखभाल के बारे में विस्तार से लिखें।

Define fracture and types of fracture. Write in detail about the care of a patient with plaster cast.

उत्तर फैक्चर की परिभाषा (Definition of fracture)

जब हड्डी की निरंतरता भंग (Breakage of continuity) हो जाती है, जिसका कारण क्षति, दबाव, ऐंठन, हड्डी के रोग आदि होते हैं, उसे Fracture कहते हैं।

फ्रैक्चर के प्रकार (Types of fracture)

- साधरण फ्रैक्चर (Simple fracture) / बंद फ्रैक्चर (Closed fracture)
    - हड्डी टूटने के बाद किसी अंग या एपिडरमिस को भेदती नहीं है।
- कम्पाउण्ड फ्रैक्चर / खुला फ्रैक्चर (Compound fracture/open fracture)
    - इसमें हड्डी पूरी तरह टूट जाती है तथा उसके संदूषित (Contaminated) होने का खतरा बढ़ जाता है।
- प्रभावी फ्रैक्चर (Impacted fracture)
    - जब हड्डी के दो सिरों पर दबाव के कारण वह दो भागों में टूट कर एक दूसरे में धँस जाती है।
- कमिन्यूटेड फ्रैक्चर (Comminuted fracture)
    - इसमें हड्डी टूट कर कई टुकड़े हो जाते हैं।
- लीनियर फ्रैक्चर (Linear fracture)
    - हड्डी की धुरी के समानान्तर (Parallel) फ्रैक्चर होता है।
- ग्रीनस्टिक फ्रैक्चर (Greenstick fracture)
    - यह एक आंशिक फ्रैक्चर है जो साबुत हड्डी के एक तरफ होता है।
- संपूर्ण फ्रैक्चर (Complete fracture)
    - हड्डी का पूर्ण रूप से टूटना।
- अधूरा फ्रैक्चर (Incomplete fracture)
    - हड्डी आपस में कहीं जुड़ी रह जाती है।

प्लास्टर कास्ट में रोगों की देखभाल। (Care of the patient in plaster cast)

- **उपचार-संबंधित जानकारी (Knowledge of treatment plan):** रोगी पर प्लास्टर कास्ट लगाने से पहले उसे इसके महत्व, आवश्यकता, तथा तथा देखभाल के बारे में जानकारी प्रदान करनी चाहिए।
- **चालकता में सुधार (Improves mobility):** प्लास्टर कास्ट लगे भाग के आस—पास जोड़ों का व्यायाम करना चाहिए इन्हें range of motion में घुमाना चाहिए। जो भाग प्लास्टर कास्ट के अंदर है, उनकी चालकता के लिए रोगी को उन्हें contraction एवं relaxation द्वारा व्यायाम कराना चाहिए।

- Neurovascular स्थिति का आंकलन (Assess neurovascular status)– प्लास्टर कास्ट लगाने के बाद उस भाग में neurovascular स्थिति का आंकलन करने के लिए peripheral pulse palpate करें, पैरों तथा हाथों की अँगुलियों के रंग, तापमान, आकार तथा संवेदनशीलता की जाँच करें।

- **त्वचा की देखभाल (Care of skin)**
  - प्लास्टर कास्ट के किनारों के आस–पास त्वचा में Irritation या लालपन होने की जाँच करें।
  - सूजन तथा जलन के लक्षणों का निरीक्षण करें। यदि सूजन उपस्थित है तो उस भाग को ऊपर की ओर करें ताकि सूजन कम की जा सके।
  - प्लास्टर कास्ट से आ रही दुर्गंध की भी जाँच करें।

- **पीड़ा का आंकलन (Pain assessment)**
  - रोगी की पीड़ा के स्थान तथा अवधि का आंकलन करें।
  - पीड़ा के कारण का पहले आँकलन करें, फिर रोगी को पीड़ानाशक दवा दें।
  - रोगी को अपने हाथ–पैर की अंगुलियों को हिलाते रहने की सलाह दें।

- **स्वयं की देखभाल करने के स्तर को बढ़ाना (Maximizing level of selfcare)**
  - नर्स को रोगी द्वारा स्वयं की देखभाल करने में, उसकी सहायता करनी चाहिए।
  - प्लास्टर कास्ट के साथ वह अपनी दिनचर्या आसानी से कर सके, इसके लिए नर्स को उसे जानकारी तथा सहयोग प्रदान करना चाहिए।

- **पर्याप्त Tissue perfusion बनाए रखना (Maintenance of adequate tissue perfusion)**
  - प्लास्टर लगे भाग की सूजन की उपस्थिति के लिए निरीक्षण करना।
  - सूजन कम करने के लिए उस भाग को elevate करके रखें।
  - Circulation बनाए रखने के लिए रोगी को active तथा passive व्यायाम करने की सलाह दें।
  - उसे अपने हाथ–पैरों की अंगुलियों को हिलाते रहने को कहें।
  - Peripheral perfusion को जाँचने के लिए capillary refill time की सहायता।
  - यदि नाखूनों में नीलापन है तो यह Venous congestion का सूचक है तथा सफेद नाखून arterial obstruction का सूचक है।

- **स्वास्थ्य शिक्षा (Health Education)**
  - प्लास्टर कास्ट लगे भाग को अधिक प्रयोग में या बिल्कुल प्रयोग में न लाएँ।
  - प्लास्टर लगाने के 24 से 48 घंटे तक कोई भी वजन उठाने वाला काम न करें।

- कास्ट लगने के बाद उस भाग को elevate करके रखें ताकि सूजन न आए।
- दबाव बिन्दु (Pressure point) का विशेष ध्यान रखें तथा वहाँ दबाव घाव (Decubitus ulcer) विकसित होने से रोकें।
- कास्ट को सदा सूखा रखें।
- कास्ट के अंदर की तरफ त्वचा को खुजाएँ नहीं इससे त्वचा में फटन आ सकती है।
- व्यक्ति को धीरे–धीरे अपनी दिनचर्या में ढलने की सलाह दें।

Other Important Questions

SHORT NOTES

प्रश्न त्वचा कर्षण और कंकाल कर्षण में मतभेद।
(Difference in skin traction and skeletal traction)

उत्तर त्वचा कर्षण और कंकाल कर्षण में मतभेद

त्वचा कर्षण *(Skin traction)*	*कंकाल कर्षण* *(Skeletal traction)*
• यह छोटी अवधि का उपचार है।	• यह लम्बी अवधि का उपचार है।
• इसमें Alignment बनाए रखने के लिए Tape या Splint को सीधे त्वचा पर लगाया जाता है।	• यह टूटी हड्डियों एवं जोड़ों का Alignment बनाने के लिए प्रयोग किया जाता है, जिसमें हड्डी द्वारा एक Pin या तार घुसा कर Alignment किया जाता है।
• इस Traction का वजन 3.2 से 4.5 किलोग्राम तक सीमित किया जाता है।	• इसमें 2.3 से 20.4 किलोग्राम तक वजन का प्रयाग किया जाता है।
• यह एक सरल ऊपरी प्रक्रिया है जिसे OPD में किया जा सकता है।	• Skeletal traction OT में Surgery द्वारा डाला जाता है।
• यह एक साफ (Clean) विधि है।	• यह एक Sterile विधि है।
• Skeletal traction करने से पूर्व रोगी को अस्थाई रूप से Skin traction पर रखा जाता है।	• इसमें Skin traction के बाद लम्बी स्थाई अवधि के लिए रखा जाता है।

प्रश्न टोंसिलेक्टमी के साथ एक रोगी की पोस्टऑपरेटिव नर्सिंग देखभाल।
(Postoperation nursing care of a patient with tonsillectomy)

उत्तर Tonsillectomy के उपरान्त रोगी की देखभाल (Postoperative care of a tonsillectomy patient)

- शारीरिक क्रिया (Physical activity)
  - रोगी को पूरा आराम दें।
  - उसे कोई भी भारी काम न करने दें।
- आहार (Diet)
  - Tonsillectomy के बाद रोगी को ठंडा खाने या पीने के लिये दें।
  - इसके बाद रोगी को मुलायम एवं आसानी से खा सकने वाले खाद्य पदार्थ दें जैसे आइसक्रीम, पुडिंग आदि।
  - मसालेदार, ठोस एवं गर्म खाना न दें।

- पीड़ा (Pain)
  - रोगी को पीड़ानाशक औषधि दें, जैसे Acetaminophen या Codeine
  - NSAID दवाएँ न दें।
- बुखार (Fever)
  - Tonsillectomy के बाद रोगी को 104°F तक हल्का बुखार आ जाता है।
  - रोगी का बुखार कम करने के लिए उसे Antipyretic औषधि दें।
- रक्तस्राव (Bleeding)
  - अधिकतर रक्तस्राव नहीं होता है। यदि रक्तस्राव होता है तो रोगी को बैठा कर उसके गर्दन पर ice collar लगाएं।
  - थूक एवं वमन को रक्तस्राव के लिए जाँचे।
  - यदि रक्तस्राव अधिक है तो डाक्टर को बुलायें।
- फौलो-अप (Follow-up)
  - रोगी को 4 से 6 हफ्ते बाद फौलो-अप की जांच के लिए अस्पताल बुलायें।

पश्न **Congestive cardiac failure के कारण एवं लक्षण।**

(Causes, signs and symptoms of congestive cardiac failure)

उत्तर Congestive cardiac failure के कारण–

- दीर्घकालिक CCF (Chronic CCF)
  - Coronary artery disease
  - Valvular disease
  - Anemia
  - Congenital heart disease
  - Rheumatic heart disease
  - Bacterial endocarditis
  - Cor pulmonale
  - Cardiomyopathy
  - Hypertensive heart disease
- तीव्र CCF (Acute CCF)
  - Acute MI
  - Myocarditis
  - Thyrotoxicosis
  - Pulmonary emboli
  - Hypertensive crisis
  - Arrhythmias
- CCF को बढ़ावा देने वाले कारण (Precipitating causes)
  - Hypervolemia
  - Pulmonary embolism
  - Infection
  - Hypothyroidism
  - Nutritional deficiencies

चिन्ह एवं लक्षण (Signs and symptoms)

1. दाहिना हृदय विफलता (Rightsided heart failure)

चिन्ह (Signs)

- दाहिना (Pleural effusion)
- पेट में पानी भरना (Ascites)
- पूरे शरीर में एडीमा (Anasarca)
- हृदय मरमर (Heart murmur)
- बाहरी आवरण का एडीमा (Peripheral edema)
- वज़न का बढ़ना (Weight gain)
- हृदय गति का बढ़ना (Increase in heart rate)
- निर्भर शारीरिक भाग में एडीमा (Edema of dependent body part)
- Jugular venous distension

लक्षण (Symptoms)

- थकान (Fatigue)
- भूख न लगना (Anorexia)
- मिचली (Nausea)

2. बायाँ हृदय विफलता (Leftsided heart failure)

चिन्ह (Signs)

- चेन–स्ट्रोक श्वसन (Cheyne stokes respiration)
- एक के बाद एक Pulse का कमजोर एवं ताकतवर होना (Pulses alternans)
- Pulmonary edema
- S3 एवं S4 हृदय ध्वनि का सुनना
- Crackle की ध्वनि का सुनना

लक्षण (Symptoms)

- थकान (Fatigue)
- साँस की तकलीफ (Dyspnea)
- लेटने पर साँस की तकलीफ (Orthopnea)
- सूखा कफ (Dry cough)
- रात में मूत्र त्याग की इच्छा (Nocturia)
- रात को सोते समय साँस की तकलीफ (Paroxysmal nocturnal dyspnea)

प्रश्न फ्रैक्चर की जटिलताएँ। (Complications of fracture)

उत्तर फ्रैक्चर की निम्नलिखित जटिलताएँ हैं–

- संक्रमण (Infection)
- कम्पार्टमेंट सिन्ड्रोम (Compartment syndrome)– इस अवस्था में Myofascial compartment में दबाव के बढ़ने के कारण उस स्थान की neurovascular क्रिया को नुकसान पहुँचता है।

- Venous thrombosis
- Fat embolism syndrome

प्रश्न नेत्रश्लेष्मलाशोध के लिए निवारक उपाय।
(Preventive measures for conjunctivitis)

उत्तर Conjunctivitis के निवारक उपाय (Preventive measures for conjunctivitis)

- Conjunctivitis के रोगी को संक्रमित आँख को ढक कर रखने के लिए कहें।
- हाथों को अच्छी तरह से साफ के लिए कहें।
- अलग–अलग या Disposable तौलिये का प्रयोग करें।
- Conjunctivitis direct contact से भी फैलता है इसलिए संक्रमित रोगी से दूर रहें।
- संक्रमित रोगी को swimming pool प्रयोग नहीं करना चाहिए क्योंकि viral conjunctivitis इसके माध्यम से भी फैल सकता है।
- बार–बार संक्रमित आँख को नहीं छूना चाहिए।
- स्त्रियों को आँखों के Cosmetic आपस में share नहीं करने चाहिए।
- प्रयोग में लाए जाने वाले कवर, चादर, तौलिये को गरम पानी से धोना चाहिए।
- संक्रमण के दौरान प्रयोग किया गया चश्मा, लेंस एवं cosmetics को ठीक होने के बाद बदल देना चाहिए।

प्रश्न तीव्र गुर्दे की विफलता की नैदानिक अभिव्यक्तियाँ।
(Clinical manifestation of acute renal failure)

उत्तर तीव्र गुर्दे की विफलता की नैदानिक अभिव्यक्तियाँ (Clinical manifestation of acute renal failure)

- गुर्दे से संबंधित (Urinary)
  - Urinary output का घटना
  - Urine में प्रोटीन का होना (Proteinuria)
  - Urine में sodium का बढ़ना।
- हृदय संबंधित (Cardiovascular)
  - पहले Hypotension एवं बाद में Hypertension
  - Arrhythmias
  - CCF
  - Pericardial effusion
- श्वसन संबंधित (Respiratory)
  - Pleural effusion
  - Pulmonary edema
- Gastrointestinal
  - मिचली एवं वमन (Nausea and vomiting)
  - भूख न लगना (Anorexia)

- Stomatitis
- रक्तस्राव (Bleeding)
- अतिसार या कब्ज (Diarrhea or constipation)
- Neurological
  - आलस्य (Lethargy)
  - मिर्गी (Seizure)
  - स्मरणशक्ति विकार (Memory impairment)
- चयापचय (Metabolic)
  - Blood urea nitrogen का बढ़ना
  - Creatinine एवं Potassium का बढ़ना
  - Sodium, Bicarbonate, Calcium एवं pH का घटना।

प्रश्न जलने के प्रतिशत की गणना करने के सूत्रों को लिखें।
(Write the formulas to calculate the percentage of burns)

उत्तर जलने के प्रतिशत की गणना (Calculation of percentage of burn)
जलने के प्रतिशत की गणना को 'Rule of nine' के द्वारा किया जाता है, यह Rule इस प्रकार है –

- सिर एवं गर्दन (Head and neck)   — 9%
- हाथ (Arms)   — 9%
- आगे का धड़ (Anterior trunk)   — 18%
- पीछे का धड़ (Posterior trunk)   — 18%
- पैर (Legs)   — 18%
- पैरीनियम (Perineum)   — 1%
  कुल (Total)   = 100%

प्रश्न पाँच संक्रामक रोगों की रोकथाम तथा कुछ निवारक उपाय लिखें।
(List five preventable communicable diseases)

उत्तर पाँच संक्रामक रोग (Five preventable communicable diseases)
- Chicken pox
- Influenza
- Malaria
- Acquired immunodeficiency syndrome
- Hepatitis
- Japanese encephalitis

रोकथाम के उपाय (Preventive measures)
- व्यक्तिगत साफ–सफाई (Personal hygiene)
    - हाथों को हमेशा अच्छी तरह साफ करना।
    - छींकते या खाँसते समय मुँह ढकना।
    - इधर–उधर न थूकना।
- वातावरण की सफाई (Environmental hygiene)
    - अपने रहने एवं कार्य करने की जगह एवं आस–पास साफ–सफाई रखना।
    - Bathroom एवं Toilet की प्रतिदिन साफ–सफाई होना।
    - साफ पीने के पानी की व्यवस्था तथा गंदे पानी का उचित निष्कासन होना।
- भोजन की साफ–सफाई
    - हमेशा धोकर भोजन पकाना।
    - कभी भी गंदा या अधपका भोजन ना खाना।
    - खाना बनाने एवं खाने से पहले अच्छे से हाथ धोना।
    - बीमार व्यक्ति को खाना बनाने या परोसने से रोकना।
- टीकाकरण
    - यह Communicable रोग की रोकथाम में सबसे जरूरी उपाय है।

प्रश्न   सोरियासिस क्या है? फैलने के कारण, चिन्ह एवं लक्षण लिखें।
(What is psoriasis? Write causes, signs and symptoms of psoriasis)

उत्तर   सोरयासिस की परिभाषा (Definition of psoriasis)

यह एक दीर्घकालिक प्रदाह त्वचा रोग (Chronic inflammatory skin disease) है, जिसमें त्वचा पर, विशेषकर कोहनी, सिर एवं घुटने पर, चकमते चाँदी जैसे रंग के धब्बे बन जाते हैं।

कारण (Causes)
- आनुवांशिकता (Heredity)
- संक्रमण (Infection)– उदाहरण B-hemolytic streptococci, venereal disease
- दवाओं का दुष्प्रभाव (Side effects of drugs) जैसे Lithium carbonate
- मानसिक एवं भावनात्मक चिंता या तनाव (Psychological and emotional stress)
- घुटने या कोहनी में बार–बार चोट लगना (Repetitive injury to elbow and knee)

चिन्ह एवं लक्षण (Signs and symptoms)

- तीव्र खुजली (Acute pruritus)
- नाखून पर प्रभाव पड़ना (Effects on nails)
    - पीला पड़ना (Yellow discoloration)
    - धँसना (Pitting)
    - नाखून की मोटाई बढ़ना (Thickening of nails)
- जोड़ों में प्रदाह (Inflammation of joints)
- शरीर के विभिन्न स्थानों पर चाँदी जैसे रंग के धब्बे पड़ना।
- प्रभावित त्वचा से रक्तस्राव (Bleeding from affected area)

प्रश्न **Tonsillitis को परिभाषित करें।**
(Define tonsillitis)

उत्तर Tonsillitis की परिभाषा (Definition of tonsillitis)

Tonsils के प्रदाह (Inflammation) को, विशेषकर Palatine tonsil का, जो कि Viral या Bacterial संक्रमण द्वारा होता है एवं जिसमें Tonsil का आकार बड़ा तथा वह लाल रंग का हो जाता है, उसे Tonsillitis कहते हैं।

प्रश्न **स्तन कैंसर और उसके चिन्ह एवं लक्षण को परिभाषित करें।**
(Define breast cancer and signs and symptoms of breast cancer)

उत्तर स्तन कैंसर (Breast cancer)

जब स्तन के Cell की संख्या एवं आकार में अनियंत्रित वृद्धि होती है (Hyperplasia and hypertrophy) तथा यह अवस्था Metastasis द्वारा शरीर के अन्य भाग को भी प्रभावित करती है, उसे स्तन कैंसर कहते हैं।

स्तन कैंसर के चिन्ह एवं लक्षण (Signs and symptoms of breast cancer)

- स्तन में गाँठ पड़ जाती है (Lump breast)
- यह गाँठ पीड़ारहित (Painless) होती है।
- स्तन से रक्तस्राव होता है। (Bloody discharge)
- निप्पल अंदर की तरफ धँस जाता है। (Nipple retraction)
- स्तन पर गड्ढे का पड़ना। (Dimpling)
- त्वचा का खुरदरा होना संतरे के छिलके की तरह दिखना (Peau d'orange)
- अंतिम चरण में पीड़ा महसूस होना।

प्रश्न **मोतियाबिंद के चिन्ह एवं लक्षण परिभाषित करें।**
(Signs and symptoms of glaucoma)

उत्तर चिन्ह एवं लक्षण (Signs and symptoms)

- Tunnel vision — इसमें रोगी एक छोटे क्षेत्र तक ही देख पाता है।
- Peripheral दृष्टि समाप्त हो जाती है।
- अचानक से आँखों में तीव्र पीड़ा होने लगती है।

- मिचली एवं वमन (Nausea and vomiting)
- दृष्टि लक्षण (Visual symptoms)
    - Color halos
    - धुँधला दिखना
    - आँखों का लाल पड़ना
- अधिक IOP (>21 mm Hg) के कारण कोर्नियल एडीमा (Corneal edema)

प्रश्न MI के फैलने के कारणों को लिखें।
(Write the causes of MI)

उत्तर MI के कारण (Causes of MI)
- Atherosclerosis
- Coronary artery spasm
- Arrhythmia
- Coronary artery thrombosis
- Hypertension
- COPD
- Cocaine addiction
- Physical exertion

प्रश्न डायलिसिस के सिद्धाँत लिखिए। (Principles of dialysis)

उत्तर Hemodialysis के तीन सिद्धाँत इस प्रकार हैं–
1. डिफ्यूज़न (Diffusion)
    - इसमें solute अधिक घनत्व (greater concentration) के क्षेत्र से कम घनत्व (lesser concentration) के क्षेत्र में चला जाता है।
2. ओसमोसिस (Osmosis)
    - इसमें fluid कम घनत्व वाले solute क्षेत्र से ज्यादा घनत्व वाले solute क्षेत्र में चला जाता है।
3. अल्ट्राफिल्टेशन (Ultrafiltration)
    जब झिल्ली (Membranes) के पार osmotic gradient या pressure gradient होता है, तो यह प्रक्रिया होती है।

प्रश्न एड्स की रोकथाम एवं नियंत्रण के 5 तरीकों को लिखें।
(Write the 5 methods of prevention and control of AIDS)

उत्तर एड्स की रोकथाम एवं नियंत्रण के 5 तरीके–
1. सुरक्षित यौन संबंध (Safe sex)
    - लोगों को सुरक्षित उपायों का प्रयोग करने के लिए प्रोत्साहित करना।
    - अपने पार्टनर के प्रति वफादार रहना।
    - Barrier method जैसे Condom का प्रयोग करना।

2. रक्ताधान रक्त की जाँच (Blood screening before transfusion)
    –   Blood transfuse करने से पहले उसकी ठीक प्रकार से Screening करा कर ही उपयोग करना।
3. Needle का निष्कासन (Disposal of needles)
    –   अस्पताल में Needle का निष्कासन ठीक प्रकार से करना चाहिए।
    –   ड्रग Addict को एक दूसरे की Needle प्रयोग नहीं करनी चाहिए।
    –   एक रोगी की Needle को दूसरे रोगी के लिए प्रयोग नहीं करना चाहिए।
    –   कभी Needle को Recap करने की कोशिश नहीं करनी चाहिए।
4. माँ से बच्चे में संचारण की रोकथाम (Prevention from mother to baby)
    –   एड्स पीड़ित माँ को गर्भ न धारण करने के लिए प्रेरित करें।
    –   यदि गर्भवती है तो समय रहते गर्भपात के लिए प्रेरित करें।
    –   यदि Delivery हो चुकी है तो बच्चे को Prophylaxis दवाएँ दें।
5. स्वास्थ्य एवं यौन शिक्षा (Health and sex education)
    –   उच्च जोखिम व्यक्तियों को यौन शिक्षा प्रदान करना, जैसे
    –   Prostitutes
    –   Drug addicts
    –   Pregnant women
    –   Homosexual
*   स्कूल एवं कॉलेज में AIDS के प्रति जागरूकता बढ़ाएँ।

प्रश्न   **RHD को परिभाषित कीजिए तथा इसके 5 महत्वपूर्ण प्रबंधन लिखिए।**
(Define RHD. Write down 5 important management)

उत्तर   RHD की परिभाषा (Definition of rheumatic heart disease)
यह एक दीर्घकालिक स्थिति (Chronic condition) है जिसमें हृदय के Valve में Scarring एवं विकार हो जाता है, जो कि हृदय के Rheumatic fever के द्वारा नाश (Damage) होने के कारण होता है।

RHD का प्रबंधन (Management of RHD)

*   RHD का विशेष उपचार उपलब्ध नहीं होता है, लेकिन इसका दवाओं एवं सहयोगी सेवाओं द्वारा उपचार किया जाता है।
*   Drug therapy
    –   Antibiotics
        o   Benzathine penicillin 1–2 mIU, IM
        o   Procaine penicillin 600,000 units, IM, qid, for 10 days
    –   Anti-inflammatory drugs
        o   Acetylsalicylic acid
        o   Corticosteroids, e.g. prednisolone, prednisone
*   रोगी को आराम (Bed rest) देंगे।

प्रश्न   Electrocardiogram क्या है एवं इसके उपयोग लिखें।
             (What is electrocardiogram and write its uses)

उत्तर   **Electrocardiogram**

हृदय में होने वाले Depolarization एवं Repolarization के परिणामस्वरूप पैदा होने वाली विद्युत तरंगों की P,QRS,T wave को ग्राफ द्वारा अंकलन करने को Electrocardiogram कहते हैं।

ECG के उपयोग (Uses of ECG)

- यह हृदय रोगों की नैदानिक जाँच (Diagnostic test) में काम आता है।
- यह हृदय की सामान्य गतिविधि एवं क्रिया की जानकारी के लिए भी प्रयोग किया जाता है।
- यह हृदय की असामान्य गतिविधि को भी नोट करने के काम में आता है।
- यह रोगी को मृत घोषित करने के लिए भी प्रयोग में लाया जाता है।

प्रश्न   ट्रेकियोस्टोमी (Tracheostomy)

उत्तर   ट्रेकियोस्टोमीः एक ट्रेकियोस्टोमी सर्जन द्वारा गर्दन के माध्यम से विंडपाइप (श्वासनली) में बनाया गया एक उद्घाटन य छेद है। व्यक्ति को साँस लेने में सहायता के लिए एक ट्रेकियोस्टोमी ट्यूब को छेद में रखा जाता है।

उद्देश्य (Purpose)

- चिकित्सीय स्थितियाँ जिनमें लंबे समय तक सांस लेने की मशीन (Ventilator) के उपयोग की आवश्यकता होती है।
- चिकित्सा विकार जो रोगी के वायुमार्ग को संकीर्ण या अवरुद्ध करते हैं, जैसे गले का कैंसर या वोकल कॉर्ड का पक्षाघात ।
- ठीक होने के दौरान रोगी की सांस लेने में सहायता के लिए गर्दन या सिर की सर्जरी की तैयारी।
- तंत्रिका-संबंधी विकार, पक्षाघात या अन्य स्थितियां जो खाँसी को गले से स्राव को मुश्किल बनाती हैं और वायुमार्ग को साफ करने के लिए श्वासनली के चूषण की आवश्यकता होती है।
- सिर या गर्दन पर दर्दनाक चोट के कारण सांस लेने में रुकावट होती है।
- अन्य आपातकालीन स्थितियां जिनमें श्वास बाधित होती है और श्वासनली को मुंह से श्वासनली में नहीं डाला जा सकता है।

संकेत (Indication)

- ट्यूमर
- वॉयस बाक्स की ऐंठन (Constriction of voice box)
- श्वासनली में चोट (Injury of windpipe)
- वोकल कार्ड पैरालिसिस (Vocal cord paralysis)
- मुंह, जीभ या वायुमार्ग की सूजन (Mouth, tongue and airway swelling)
- भोजन वायुमार्ग में फंस गया। (Food lodged in windpipe)

- बर्न्स (Burns)
- संक्रमण (Infection)
- स्लीप एपनिया (Sleep apnea)
- चेहरे की सर्जरी (Facial surgery)
- पक्षाघात (Stroke)
- एनाफेलेक्सिस (Anaphylaxis)
- रीढ़ की हड्डी में चोट (Spinal cord injury)

ट्रेकियोस्टोमी के बाद देखभाल (Care after tracheostomy)

- ट्रेकियोस्टोमी ट्यूब की देखभाल (Care of tracheostomy tube):
  - ट्रेकियोस्टोमी ट्यूब को साफ करना तथा समय–समय पर बदलना।
  - जब तक ट्यूब लगी है, तब तक इसकी सफाई करते रहें।
- ट्रेकियोस्टोमी में भोजन करना मुश्किल होता है इसलिए शुरुआती दिनों में व्यक्ति को IV drip चढ़ाया जाता है।
- राइल्स ट्यूब (Ryle's tube) द्वारा व्यक्ति को भोजन प्रदान कर सकते हैं।
- व्यक्ति को ट्यूब के साथ बात करना सिखाने के लिए स्पीच थेरेपिस्ट के पास भेजें।
- साँस लेने से सूखी हवा (Dry air) गले से गुजरती है इसके लिए ट्रेकियोटेमी ट्यूब पर गीली गॉज (Wet gauze) रखें।
- रोगी के फेफड़ों में स्राव बढ़ता है जिसको ढीला करने के लिए Saline डाला जाता है और स्राव को Suction के द्वारा बाहर निकाला जाता है।
- एक वेपोराइज़र या ह्यूमिडिफायर एक कमरे में मौजूद हवा में नमी जोड़ने में मदद करता है।
- रोगी एवं उसके सहयोगी एवं रिश्तेदारों को साफ सफाई और हाथ धोने की सलाह दें।

प्रश्न   **Tracheostomy की जटिलताएँ लिखें।**

(List tracheostomy complications)

उत्तर   Tracheostomy की जटिलताएँ (Complications of tracheostomy)

- Respiratory distress, जो कि Respiratory tract में Mucus swelling या स्राव के कारण बाधा उत्पन्न होने से होता है।
- Accidental removal of tracheostomy, जो कि कपड़े बदलते समय, खाँसते या Suction करते समय निकल सकती है।
- Tracheo–esophageal fistula, tracheostomy tube के सही स्थान पर न होने के कारण Trachea एवं Esophagus के बीच छेद बन सकता है।
- Tracheal injury –Suction की प्रक्रिया को बार–बार करने से Trachea को क्षति पहुँचना।
- Infection – Tracheostomy श्वसन नली में एक सीधा रास्ता है, यदि Tracheostomy का ठीक से ध्यान नहीं रखा गया तो संक्रमण हो सकता है।

- Atelectasis – Secretion के बाहर निकालने की असमर्थता के कारण यह स्थिति होती है।
- Hypoxia – Tracheostomy द्वारा अधिक समय तक Suction करने पर Hypoxia हो सकता है।
- Cardiac arrest – यदि Hypoxia तीव्र है तो यह हृदय अवरोधन की प्रक्रिया को बढ़ावा दे सकता है।
- Subcutaneous emphysema
- Asphyxia
- Aspiration pneumonia

प्रश्न स्तन कैंसर के कारण।
(Write the causes of breast cancer)

उत्तर स्तन कैंसर के कारण (Causes of breast cancer)

- वंशानुगत या आनुवंशिकता (Heredity and genetics)
- शारीरिक निश्क्रियता (Physical inactivity)
- वसायुक्त आहार (Fat intake)
- मोटापा (Obesity)
- शराब का सेवन (Alcohol intake)
- पारिवारिक रोग इतिवृत्ति (Family history)–first degree relatives
- Hormone replacement therapy

प्रश्न Cardioversion एवं Defibrillation में अंतर लिखें।
(Write the difference between cardioversion and defibrillation)

उत्तर Cardioversion एवं Defibrillation में अंतर

कार्डियोवर्जन (Cardioversion)	डीफिब्रिलेशन (Defibrillation)
• यह वह प्रक्रिया है जिसमें Arrhythmia का वापस Sinus rhythm में परिवर्तन किया जाता है।	• यह जानलेवा Arrhythmias के समय में दिया जाने वाला तत्काल उपचार है।
• Cardioversion निम्नलिखित में दिया जाता है – Atrial fibrillation – Ventricular tachycardia – Supraventricular tachycardia (SVT)	• Defibrillation निम्नलिखित में दिया जाता है– – Pulseless ventricular tachycardia – Ventricular fibrillation – Cardiac arrest
• इसमें दिया जाने वाला विद्युत करंट (Electric shock) 25–50 J होता है।	• इसमें दिया जाने वाला विद्युत करंट (Electric shock) 200, 300, 360 J होता है।
• यह नियोजित तरीके से उपचारात्मक (Therapeutic) रूप में प्रयोग किया जाता है।	• यह आपातकालीन स्थिति में प्रयोग किया जाता है।
• इसे देते समय Anesthesia का प्रयोग किया जाता है।	• यह Cardiac arrest के समय अचेत रोगी को दिया जाता है।

प्रश्न **Thrombophlebitis** एवं **Phlebothrombosis** में अंतर लिखें। **(Differentiate between thrombophlebitis and phlebothrombosis)**

उत्तर Thrombophlebitis एवं Phlebothrombosis में अंतर

- Phlebothrombosis का अर्थ है Vein में बिना प्रदाह (without inflammation) के Blood clot बनना।
- Thrombophlebitis का अर्थ है Vein में प्रदाह एवं Blood clot बनना।

प्रश्न **BPH** के कारण लिखें।

(Write causes of BPH)

उत्तर BPH के कारण (Causes of BPH)

- *Dihydroxytestosterone* का अत्यधिक संग्रहण (Excessive accumulation of dihydroxytestosterone)
- पारिवारिक इतिवृत्ति (Family history)
- आहार–Zinc युक्त आहार, Butter
- वातावरण
- बढ़ती आयु > 60 वर्ष

प्रश्न लम्बर पंक्चर को परिभाषित करें। लम्बर पंक्चर में नर्स के उत्तरदायित्व की सूची बनाएँ। **(Define lumbar puncture. Enumerate the nurse's responsibility after lumbar puncture)**

उत्तर लम्बर पंक्चर की परिभाषा (Definition of lumbar puncture)

लम्बर पंक्चर वह प्रक्रिया है जिसमें एक सुई को Lumbar region द्वारा Lumbar arachnoid space में डाला जाता है एवं वहाँ से Cerebrospinal fluid (CSF) निकाला जाता है। यह उपचारात्मक एवं नैदानिक (Therapeutic and diagnostic) प्रक्रिया होती हैं।

लम्बर पंक्चर से पहले नर्सिंग उत्तरदायित्व (Nurses responsibility before lumbar puncture)

- रोगी को Lumbar puncture की प्रक्रिया की जानकारी दें तथा उसकी घबराहट एवं तनाव कम करें।
- रोगी को आश्वासन (Reassurance) दें एवं सहयोग प्राप्त करें।
- लम्बर पंक्चर प्रक्रिया के लिए रोगी से लिखित अनुमति (Written consent) प्राप्त करें।
- रोगी को प्रक्रिया के दौरान दी जाने वाली स्थिति (Position) के बारे में समझाएँ एवं रोगी को प्रक्रिया के दौरान न हिलने का निर्देश दें।
- प्रक्रिया शुरू होने से पहले रोगी के Vital signs (TPR and BP) नोट करें।
- प्रक्रिया में प्रयोग किए जाने वाले उपकरणों एवं वस्तुओं को तैयार कर रोगी के पास रखें।

- रोगी की प्रक्रिया में सुविधा के लिए पीछे की तरफ से खुले एवं आरामदायक कपड़े पहनाएँ।
- प्रक्रिया शुरू होने से पहले रोगी के Puncture site को उजागर करें एवं बाकी शरीर को ढका रखें।
- प्रक्रिया के स्थान पर Mackintosh एवं चादर बिछा दें।
- रोगी को एकांत (Privacy) प्रदान करें।
- प्रक्रिया की रिकॉर्डिंग करने की तैयारी रखें।

लम्बर पंक्चर के बाद नर्सिंग उत्तरदायित्व (Nurse's responsibility after lumbar puncture)

- Puncture site पर अच्छी तरह से Dressing करें ताकि रिसाव (Leakage) न हो।
- रोगी को Supine position में लिटाएँ तथा आराम करने दें।
- प्रक्रिया के बाद रोगी के Vital signs पुनः नोट करें।
- यदि प्रक्रिया संबंधित कोई निम्नलिखित जटिलता उत्पन्न होती है, तो तुरंत doctor से संपर्क करें।
  - सिरदर्द (Headache)
  - मिचली या वमन (Nausea and vomiting)
  - TPR एवं BP में परिवर्तन
- रोगी को आराम करने के लिए कमरे में अँधेरा करें।
- Puncture site पर यदि दर्द हो तो Analgesics दें।
- रोगी को उचित मात्रा में तरल पदार्थ पीने का निर्देश दें।
- Lumbar puncture द्वारा निकाले गए CSF को ठीक प्रकार से लेबल कर जाँच के लिए भेज दें।
- पूरी प्रक्रिया एवं रोगी की स्थिति को रिकॉर्ड करें।

प्रश्न Congestive cardiac failure की परिभाषा लिखें। Congestive cardiac failure का नर्सिंग प्रबंधन लिखें।

(Define CCF and write the nursing management of patient with congestive cardiac failure)

उत्तर CCF की परिभाषा (Definition of congestive cardiac failure)

Congestive cardiac failure हृदय की वह असामान्य स्थिति है जिसमें उसकी Pumping करने की क्रिया में विकार आ जाता है। यह स्वयं एक बीमारी नहीं है बल्कि कई बीमारियों का संबंधित विकार है, जिसमें ventricular की असक्षमता होती है, कार्य क्षमता कम हो जाती है, जीवन की गुणवत्ता कम हो जाती है एवं जीवन आयु कम हो जाती है।

Congestive cardiac failure का नर्सिंग प्रबंधन

नर्सिंग निदान (Nursing diagnosis)	अपेक्षित परिणाम (Expected output)	नर्सिंग हस्तक्षेप (Nursing intervention)
• क्रिया करने में असमर्थता जिसका संबंध थकान एवं हृदय की असक्षमता है। (Activity intolerance related to fatigue and cardiac insufficiency)	• क्रिया करने में रोगी को उसकी क्षमता के अनुसार समर्थ बनाना।	• रोगी की कार्य समर्थता का आंकलन करना। • रोगी के कार्य एवं आराम को नियोजित करना। • रोगी को शारीरिक एवं मानसिक आराम प्रदान करें। • उसे किसी भी तनाव से दूर रखने की कोशिश करें। • रोगी की Cardiorespiratory प्रतिक्रिया को मॉनीटर करें। • रोगी की शारीरिक, मानसिक एवं सामाजिक स्थिति के अनुसार उसे कार्य दें।
• अत्यधिक द्रव मात्रा जिसका संबंध हृदय असफलता है। (Excess fluid volume related to cardiac failure)	• द्रव मात्रा को सामान्य या नियंत्रित करना।	• रोगी का प्रतिदिन वज़न मापना। • रोगी का Serum electrolyte लेवल जाँचें। • रोगी का Intake-output चार्ट बनाएँ। • उसका Urine output, CVP आदि मॉनीटर करें। • रोगी का Renal function जाँचें। • रोगी के Respiratory pattern का आंकलन करें ताकि अधिक द्रव मात्रा का पता लगाया जा सके। • द्रव मात्रा को घटाने के लिए Diuretic दवाओं (Frusemide, spironolactone) का प्रयोग करें।
• सोने के पैटर्न में परेशानी जिसका संबंध रात को होने वाली साँस की तकलीफ से है। (Disturbed sleep pattern related to nocturia, inability to assume comfortable sleep position)	• रोगी के आरामदायक सोने के पैटर्न को स्थापित करना।	• रोगी के सोने के पैटर्न का आंकलन करना। • रोगी को अपना सोने का समय स्थापित करना। • रोगी को सोने के लिए एक आरामदायक वातावरण प्रदान करना। • रोगी की दवाओं को उस प्रकार देना कि ये रोगी के सोने में सहायता प्रदान करें। • रोगी को मानसिक तनाव से दूर रखें ताकि वह सो सके।

नर्सिंग निदान (Nursing diagnosis)	अपेक्षित परिणाम (Expected output)	नर्सिंग हस्तक्षेप (Nursing intervention)
• घबराहट जिसका संबंध साँस लेने की तकलीफ से है। (Anxiety related to dyspnea)	• रोगी की घबराहट को कम करना।	• रोगी को रोग से संबंधित जानकारी प्रदान करना। • रोगी के परिवार को उसकी देखभाल में शामिल करना। • कोई भी प्रक्रिया करने से पहले रोगी को उसकी जानकारी देना। • रोगी को Relaxation technique सिखाएँ तथा उन्हें प्रयोग करने के लिए प्रोत्साहित करना।

प्रश्न **इन्फ्लूएन्जा (Influenza)**

उत्तर परिभाषा (Definition)

इसे सामान्यतयः फ्लू (Flu) कहा जाता है, यह एक संक्रमण रोग है जो कि इन्फ्लूएन्जा वाइरस द्वारा होता है।

नैदानिक अभिव्यक्ति (Clinical manifestation)

- कंपन (Chills)
- बुखार (Fever)
- नाक का बहना (Runny nose)
- गले में खरास (Sore throat)
- पेशीय पीड़ा (Muscle pain)
- सिरदर्द (Headache)
- खाँसना (Coughing)
- कमजोरी / थकान (Weakness/fatigue)
- सामान्य असहजता (General discomfort)
- साँस लेने में तकलीफ (Dyspnea)

उपचार (Treatment)

- रोगी को संपूर्ण आराम प्रदान करें (Complete bed rest)
- रोगी को अधिक द्रव पीने के लिए प्रोत्साहित करें।
- Drug therapy
  - Antipyretic एवं Analgesics – रोगी की पीड़ा एवं बुखार कम करने के लिए उसे Acetaminophen (Paracetamol) दें।
  - Antiviral drug – इसमें दो प्रकार की Antiviral दवाएँ दी जाती हैं
    - Neuraminidase inhibitors – उदाहरण Tamiflu (Oseltamivir) – एवं Zanamivir (Relenza)
    - M_2 inhibitors – उदाहरण Amantadine एवं Rimantadine

रोकथाम के उपाय (Methods of prevention)

- टीकाकरण (Immunization) – रोगी को Influenza vaccine (टीका) लगाएँ।
- अच्छे से हाथ साफ करना (Frequent handwashing)
- खाँसते समय या छींकते समय मुँह पर हाथ या रूमाल रखें (Cover mouth while coughing and sneezing)
- संक्रमित रोगी से सीधा संपर्क न रखें (Avoid direct contact with infected patient)
- नर्स को रोगी की देखभाल करते समय face mask का प्रयोग करना चाहिए।
- रोगी को धूम्रपान (Smoking) से दूर रहने की सलाह देना।
- Alcohol वाले Sanitizing लोशन का प्रयोग Influenza virus की रोकथाम में मदद करता है।

प्रश्न गर्भाशय के कैंसर और फाइब्रोइड में अंतर लिखिए।
(Differentiate between cancer of uterus and fibroid uterus)

उत्तर गर्भाशय के कैंसर और फाइब्रोइड में अंतर

गर्भाशय कैंसर (Uterine cancer)	फाइब्रोइड (Uterine fibroid)
• यह एक Metastatic रोग है।	• यह Benign रोग है।
• इसमें Uterus के cells की अनियंत्रित वृद्धि होती है।	• यह सीमित आकार का ट्यूमर होता है जिसमें Cell की नियंत्रित वृद्धि होती है।
• कारण – 60 वर्ष से अधिक आयु – Postmenopausal – Endometrial hyperplasia – उच्च रक्तचाप – मोटापा – पारिवारिक इतिवृत्ति – Tamoxifen दवा – Estrogen	• कारण – Estrogen hormone – मोटापा
• चिन्ह एवं लक्षण – योनि से रक्तस्राव (Vaginal bleeding) – बदबूदार स्राव (Offensive discharge) – असामान्य स्राव (Abnormal bleeding) – मूत्र त्याग में तकलीफ या पीड़ा (Difficulty or pain during urination) – यौन संबंध के समय पीड़ा (Dyspareunia)	• चिन्ह एवं लक्षण – मासिक धर्म अनियमितता (Menstrual abnormality) – एनीमिया (Anemia) – रक्तस्राव (Bleeding) – कमजोरी (Weakness) – थकान (Fatigue) – मूत्र त्यागने की आवृत्ति का बढ़ना (Frequent micturition) – योनि स्राव (Vaginal discharge)

गर्भाशय कैंसर *(Uterine cancer)*	फाइब्रोइड *(Uterine fibroid)*

उपचार
• कीमोथेरेपी
• हार्मोन थेरेपी
• शल्य चिकित्सा
   – Lumpectomy
   – Hysterectomy
	उपचार
	• दवाएँ
	   – Danozol 100 mg OD
	   – Tranexamic acid
	   – Progestogen
	• शल्य चिकित्सा
	   – Myomectomy
	   – Endoscopic surgery
	   – Hysterectomy

प्रश्न प्रूराइटिस। (Pruritus)

उत्तर प्रूराइटिस (Pruritus)

यह एक त्वचा का संक्रमण है जिसमें त्वचा में शुष्कता के कारण खुजली होती है।

कारण (Causes)

* शुष्कता (Dehydrated skin)
* रूई (Cotton)
* कीड़े–मकोड़े (Insects)
* अस्वच्छता (Poor hygiene)
* Fungal संक्रमण

उपचार (Treatment)

* व्यक्तिगत साफ–सफाई रखना (Personal hygiene)।
* त्वचा की शुष्कता को दूर करना जैसे लोशन या Moisturizer लगाना।
* रोगी को Antifungal क्रीम लगाएँ।
* रोगी के कपड़े अच्छे से साफ करें।
* रोगी के कपड़े अन्य लोगों के कपड़ों से अलग रखें।
* रोगी को समय–समय पर साबुन से हाथ धोने के लिए प्रोत्साहित करें।
* यदि अधिक खुजली करने के कारण घाव बन गये हैं तो उनका उपचार करें।

प्रश्न वर्टीब्रल कॉलम फ्रैक्चर के रोगी का नर्सिंग प्रबंध लिखिए।

(Nursing management of patient with fracture in vertebral coloum)

उत्तर वर्टीब्रल कॉलम फ्रैक्चर रोगी का नर्सिंग प्रबंधन (Nursing management of patient with fracture in vertebral coloum)

नर्सिंग निदान *(Nursing diagnosis)*	अपेक्षित परिणाम *(Expected output)*	नर्सिंग हस्तक्षेप *(Nursing intervention)*
• तीव्र पीड़ा जिसका संबंध हड्डी के टूटने से तथा पेशियों की ऐंठन से है। (Acute pain related to bone fracture and muscle spasm)	• रोगी की पीड़ा को निम्न स्तर तक लाना या पूरी तरह समाप्त करना।	• रोगी को बिल्कुल भी हिलाएँ नहीं। • उसे लकड़ी के गांठ (Log of wood) की तरह स्थानांतरित करें। • रोगी की पीड़ा को Pain scale पर नापें। • रोगी को उचित पीड़ा–नाशक दवा दें एवं पेशीय तनावमुक्ति (Muscle relaxant) दवाएँ दें। • फ्रैक्चर भाग को सहारा दें। • रोगी के Vitals signs का आंकलन करें। • रोगी की पीड़ा का पुनः आंकलन करें।
• क्षीण शारीरिक गतिशीलता जिसका संबंध रीढ़ की हड्डी के टूटने से है। (Impaired physical mobility related to vertebral fracture)	• रोगी की शारीरिक गतिशीलता को आवश्यकता अनुसार सीमित रूप से बढ़ाना।	• रोगी की गतिशीलता का आँकलन करें। • समय–समय पर रोगी में Cast syndrome के लक्षणों की जाँच करें। • रोगी के Peripheral blood circulation की जाँच करें। • रोगी को सीमित सक्रिय एवं निश्क्रिय व्यायाम कराएँ। • रोगी को उसकी क्षमता अनुसार अपने प्रतिदिन की क्रिया करने को प्रोत्साहित करें।
• क्षीण त्वचा अखण्डता जिसका संबंध Body jacket cast तथा अगतिशीलता से है। (Impaired skin integrity related to body jacket cast and immobility)	• रोगी की त्वचा की अखंडता को बनाए रखना।	• रोगी के Cast के आस–पास की त्वचा का आँकलन करें। • किसी प्रकार के रंग में परिवर्तन, फफोले या तापमान में परिवर्तन जैसे लक्षणों की जाँच करें। • दबाव बिन्दुओं पर भी इन लक्षणों का जाँचें। • Cast के किनारों को थोड़ा मुलायम एवं ढीला रखें। • रोगी के Blood circulation को बढ़ाने के लिए उसे Physiotherapy दें। • रोगी का पोषण एवं तरल स्तर (Nutrition and fluid level) सामान्य बनाए रखें।

प्रश्न **Pharyngitis**

उत्तर **Pharyngitis (फैरेन्जाइटिस)**

परिभाषा (Definition)

श्वसन तंत्र की pharyngeal दीवार के तीव्र प्रदाह (Acute inflammation) को pharyngitis कहते हैं।

इस प्रदाह से प्रभावित होने वाले भाग हैं Tonsils, palate एवं uvula

कारण (Etiology)

- संक्रमण (Infection)
  - Viral
  - Bacteria (B-hemolytic streptoccoci)
  - Fungal (Candidiasis)
- दवाओं का दीर्घकालिक उपयोग (Prolonged use of medication) जैसे–
  - Antibiotics
  - Inhaled corticosteroids
- Immunosuppressed patient (HIV)

नैदानिक लक्षण (Clinical manifestation)

- गले में खराश (Scratchy throat)
- पीड़ा (Pain)
- निगलते समय पीड़ा (Dysphagia)
- पीला exudates आना।

जाँच (Examination)

- गले से लिया गया Swabculture के लिए भेजें।
- Rapid strep antigen test

उपचार (Treatment)

- Bacterial pharyngitis के लिए Antibiotics दें।
- Viral pharyngitis के लिए Antiviral दवाएँ दें।
- Fungal pharyngitis के लिए Nystatin (Antifungal) दवा दें।
- मुख्यतः इलाज चूसने वाली गोली के रूप में होता है, ताकि यह अधिक प्रभावी हो।
- रोगी को अधिक से अधिक द्रव पदार्थ का सेवन करने की सलाह दें।
- ठंडे तथा Bland द्रव पदार्थ गले में Irritation पैदा नहीं करते हैं। अत्यधिक मसाले दार या गर्म भोजन न दें।

जटिलताएँ (Complication)

यदि Bacterial pharyngitis का उचित उपचार नहीं किया तो यह Rheumatic heart disease या Glomerulonephritis कर सकता है।

प्रश्न तीव्र साइनुसाइटिस। (Acute sinusitis)

उत्तर तीव्र साइनुसाइटिस (Acute sinusitis)

परिभाषा (Definition)

जब Sinus की Opening (ostia) संकरी (Narrow) या बंद (Block) हो जाती है तथा जिसका कारण प्रदाह या सूजन होता है, उस स्थिति को तीव्र साइनुसाइटिस कहते हैं।

कारण (Etiology)

- Bacterial संक्रमण
  - *Streptococcus pneumoniae*
  - *Haemophilus influenzae*
  - *Moraxella catarrhalis*
- Viral संक्रमण जो Upper respiratory infection द्वारा फैलता है।
- Fungal संक्रमण – यह अत्यधिक बीमार एवं Immunocompromised रोगी में होता है।
- Allergic rhinitis
- तैराकी (Swimming)
- दाँतो की जाँच करते समय छेड़–छाड़ करना (Dental manipulation)

नैदानिक लक्षण (Clinical symptoms)

- पीड़ा (Pain)– यह Sinus वाले स्थान पर तीव्र रूप से होती है।
- नाक से बदबूदार स्त्राव बहना। (Purulent nasal drainage)
- नाक में बाधा (Nasal obstruction)
- संकुलन (Congestion)
- बुखार (Fever)
- शारीरिक थकान (Malaise)
- बीमारी भरा चेहरा (Sick look)
- Sinus वाले स्थान पर छूने से पीड़ा (Tenderness over sinus)

जाँच (Test)

- Sinus का X-ray
- CT scan – Sinus के Mucus से भरे होने की पुष्टि करता है।
- Nasal endoscopy – यह Sinus को देखने, Drainage का Sample लेने के लिए किया जाता है।

प्रबंधन (Management)

- Antibiotic थैरेपी – यह 10 से 14 दिन तक दी जानी चाहिए।
- Decongestants दवाएँ – ताकि Mucus एवं स्त्राव का उचित निष्कासन किया जा सके, e.g. Phenylephrine
- Nasal corticosteroids – प्रदाह को कम करने के लिए दिया जाता है। e.g. beclomethasone or fluticasone

- Mucolytics – Mucus के बहाव को बढ़ावा देने के लिए दिया जाता है।
- Antihistamine – तीव्र प्रदाह द्वारा उत्पन्न लक्षणों से आराम दिलाने के लिए दिया जाता है, **e.g. Diphenhydramine**
- रोगी को अधिक से अधिक द्रव पदार्थ का सेवन करने की सलाह दें।
- भाप लेने से Sinus की बाधा खुलती है तथा लक्षणों में आराम मिलता है, इसलिए रोगी को Steam inhalation या Nebulization देंगें।
- रोगी के तापमान को नियमित मॉनीटर करेंगे। यदि तापमान 100.4°F से अधिक है तो Antipyretic दवा देंगे तथा doctor को सूचित करेंगे।
- यदि रोगी धूम्रपान या धुँआ-संबंधी कार्य करता है तो उसे इससे दूर रहने की सलाह देंगे।

प्रश्न   **नाक से खून बहना। (Nosebleed/Epistaxis)**

उत्तर   Epistaxis

परिभाषा (Definition)– नाक से खून बहने को Epistaxis या Nose bleed कहते हैं।

कारण (Etiology)

- क्षति (Trauma)
- बाह्य पदार्थ (Foreign bodies)
- नाक के स्प्रै की बुरी आदत (Nasal spray abuse)
- रास्ते पर मिलने वाली दवाओं का सेवन (Street drug use)
- Deviated nasal septum
- Allergic rhinitis
- ट्यूमर (Tumors)
- Bleeding time (BT) को बढ़ाने वाले कारक जैसे Aspirin या NASID दवाएँ
- उच्च रक्तचाप (Hypertension)

प्रबंधन (Management)

- रोगी को शांत करें तथा उसकी घबराहट कम करें।
- रोगी को आगे की तरफ झुकाकर बिठा दें। रोगी का सिर एवं कंधे उठे होने चाहिए।
- नाक के मुलायम भाग को पकड़कर उस पर 10 से 15 मिनट तक दबाव लगाएँ।
- रोगी की नाक पर ice compress लगाएँ।
- रोगी को बर्फ का टुकड़ा चूसने को दें, यह रक्तस्राव को कम करने में सहायक होता है।
- नाक में आंशिक रूप से छोटे Gauze pad को घुसाएँ।

- यदि इन सभी उपायों से रक्तस्त्राव बंद न हो तो
  - Vasoconstrictive दवाएँ नाक पर Apply करें।
  - Cauterization करें।
  - अग्रिम भाग को Pack कर दें। (Anterior packing)
- यदि Posterior packing करनी पड़े तो रोगी को अस्पताल में भर्ती करें, फिर यह क्रिया करें–
  - Posterior चंबा को तीन दिन तक उसी स्थान पर रहने दें।
  - Posterior packing के दौरान रोगी के श्वसन की नियमित जाँच करें।
    - Respiratory rate
    - Pulse rate
    - SpO_2
    - चेतना का स्तर (LOC)

प्रश्न बहरापन **(Hearing loss/Deafness)**

उत्तर परिभाषा (Definition)– जब व्यक्ति को एक या दोनों कानों से आंशिक या पूर्ण रूप से सुनाई देना बंद हो जाता है। उसे Deafness या बहरापन कहते हैं।

प्रकार एवं उनके कारण (Types and their causes)

1. **Conductive hearing loss**
   - इसमें आवाज के सुनने के अंग Cochlea में आवज ठीक प्रकार से नहीं पहुँच पाती है, जिससे सुनने में कमी आती है।

कारण (Causes)

यह हवा के संचारण (Air conduction) में विकार के कारण होता है, जिसके निम्नलिखित कारण होते हैं

- Cerumen की क्षीणता (Impaired cerumen)
- कान में बाह्य पदार्थ (Foreign body in ear, inner or middle)
- Otosclerosis
- कर्ण पटल का फटना (Perforation of tympanic membrane)
- मध्य कान का प्रदाह (Otitis media)
- Ossicles का ठीक प्रकार कार्य न करना (Fixation of ossicles)

2. **Sensorineural hearing loss:**
   - यह आंतरिक कान की क्रिया में क्षति या उसके केन्द्रीय कनेक्शन में क्षति के कारण होता है।

कारण (Causes)

- वंशानुगत (Hereditary)
- जन्मजात (Congenital)
- ध्वनि द्वारा उत्पन्न क्षति (Excessive noisecaused trauma)
- आयु का बढ़ना (Aging)
- Meniere's disease

- Ototoxicity
- क्षय रोग (Tuberculosis)
- Syphilis
- HIV
- मधुमेह (Diabetes mellitus)
- ड्रग्स (Drugs, e.g. aminoglycosides)

- **Mixed hearing loss:**
    - यह Conductive एवं Sensorineural loss के सम्मेलन से होता है।
- **Central or functional hearing loss:**
    - यह दिमागी क्षति या रोग के कारण होता है। इसका कारण भावनात्मक एवं मानसिक क्षति भी होता है।

नैदानिक लक्षण (Clinical manifestation)

सुनने की हानि (Hearing loss) जिसमें रोगी पुनः निम्नलिखित लक्षण या प्रतिक्रियाएँ दिखाता है–

- प्रश्न का अनुपयुक्त उत्तर देना
- सुनने का प्रयत्न करना
- हाथों को कानों के पास घुमा कर रखना (Cupping of ear)
- गुस्सा होना (Irritation)
- अपनी सुनने की घटती क्षमता का ज्ञान न होना।

नैदानिक जाँच (Diagnostic test)

- रोगी की इतिवृत्ति (History taking)
- Audiogram

कारण का पता लगाने के लिए निम्नलिखित जाँच करेंगे–

- X-ray
- Serological test
- Thyroid test
- Blood sugar test

प्रबंधन (Management)

- चिकित्सकीय प्रबंधन (Medical management)
    - Hearing aid – रोगी की सुनने की क्षमता को बढ़ाने के लिए उसे कान में लगाने वाली सुनने की मशीन प्रदान करेंगें।
    - Speech reading – इसे Lip reading भी कहते हैं। रोगी को Lip reading का प्रशिक्षण देंगे।
- शल्य चिकित्सा प्रबंधन (Surgical management)
    - Myringotomy – मध्य कान से अतिरिक्त द्रव हटायेंगे ताकि सुनने में आसानी हों।

- Tympanoplasty – यदि Hearing loss का कारण, कान के पट का फटना है तो उसकी मरम्मत करेंगे।
- Cochlear implant –यह पूर्ण रूप से बहरे व्यक्ति में किया जाता है।

प्रश्न **Parotitis**

उत्तर पेरोटाइटिस (Parotitis)

परिभाषा (Definition) Parotid gland में होने वाले प्रदाह को Parotitis कहते हैं।

कारण (Etiology)

- संक्रमण (Infection)
    - *Staphylococcus*
    - *Streptococcus*
- निर्जलीकरण (Dehydration)
- मुँह की देखभाल की कमी (Poor oral hygiene)
- दीर्घकालिक NPO स्तर (Extended NPO status)

नैदानिक लक्षण (Clinical manifestation)

- ग्रंथि एवं कान के भाग पर पीड़ा (Pain in area of gland and ear)
- लार की अनुपस्थिति (Absence of salivation)
- ग्रंथि से बदबूदार मल का बहना (Purulent discharge from gland)
- Erythema
- अल्सर (Ulcer)

उपचार (Treatment)

- संक्रमण के उपचार के लिए रोगी को Antibiotic दवाएँ दें।
- प्रतिदिन मुँह की देखभाल करना तथा मुँह को साफ करने के लिए Anti-bacterial mouthwash का प्रयोग करना।
- गरम दबाव पट्टी लगाना। (Warm compress application)
- लार के उपचार के लिए Hard candy चूसना या Chewing gum चबाना।
- उपयुक्त मात्रा में तरल पदार्थ लेना।

प्रश्न **खाज (Scabies)**

उत्तर खाज (Scabies)

परिभाषा (Definition)– यह एक फैलने वाला (Contagious) त्वचा रोग है जो Sarcoptes scabiei के संक्रमण द्वारा पूरे शरीर में खुजली उत्पन्न करता है।

कारण (Etiology)

- Sarcoptes scabiei

जोखिम कारक (Risk factors)

- व्यक्तिगत साफ–सफाई की कमी (Lack of personal hygiene)
- गहन बसी गंदी बस्तियां (Densely populated dirty slums)
- निम्न जीवन स्तर (Poor standard of living)
- संक्रमित व्यक्ति के संपर्क में आना या उसकी वस्तु उपयोग करना। (Exposure to infected person or using his personal utilities)

नैदानिक लक्षण (Clinical features)

- शरीर में तीव्र खुजली विशेषकर रात के समय।
- त्वचा पर कई गड्ढे या Burrows– इनमें खुजली के कीड़े स्थिति होते हैं तथा अपने अंडे रखते है एवं रात के समय यह एक स्थान से दूसरे स्थान जाकर दूसरे गड्ढे बनाते हैं।

नैदानिक जाँच (Diagnostic test)

- Skin scrapping and sampling – त्वचा को खुरच कर Sample लेना।
- Microscopic examination of sample – इसमें Female mites दिखती हैं।

उपचार (Treatment)

- Antipruritic दवाएँ
- Antiscabies क्रीम या लोशन
- Permethrin 5%
- Lindane
- Crotamiton

नर्सिंग प्रबंधन (Nursing management)

- रोगी को व्यक्तिगत साफ–सफाई रखने के लिए प्रोत्साहित करें।
- रोगी को प्रतिदिन गर्म पानी एवं साबुन से अच्छी तरह नहाने के लिए कहें।
- रोगी को अपने पहनने, ओढ़ने वाले कपड़ों को भी गर्म पानी एवं साबुन से धोने को कहें।
- कपड़ो को कड़ी धूप में सुखाने को कहें।
- दवाओं को प्रयोग करने की विधि समझाएँ
    - गर्म पानी एवं साबुन से स्नान कराएं।
    - त्वचा सूखने पर इस पर Antiscabies क्रीम या लोशन लगाएँ।
    - दवा को लगाकर साफ–धुले कपड़े पहनाएं।
    - दवा को 12 से 24 घंटे तक लगे रहने दें।
    - इसके पश्चात इसे धोने को कहें।
    - दवा को सप्ताह में 2–3 बार लगाएँ।

प्रश्न कीमोथेरेपी (Chemotherapy) तैयार करते एवं देते समय नर्स द्वारा लिए जाने वाले सुरक्षा कदम।

(Precautions taken by nurse while preparing and administering chemotherapy)

उत्तर कीमोथेरेपी में नर्सिंग उत्तरदायित्व **(Nursing responsibility in chemotherapy)**

- कीमोथेरेपी दवाओं को विशेष सुरक्षा केबिनेट में ही तैयार करें।
- इन्हें तैयार करते समय ग्लव्स, गाउन, चश्मा तथा मास्क पहनें।
- प्रक्रिया शुरू करने से पहले एवं बाद में हाथ धोएँ।
- कीमोथेरेपी तैयार करते समय खाना, पीना, धूम्रपान या Chewing gum चबाना आदि न करें।
- सभी खाद्य एवं पेय पदार्थ तैयारी करने वाले स्थान से दूर रखें।
- कीमोथेरेपी दवाएँ बनाते समय हाथों से चेहरा या आँखों को न छुएँ।
- Ampula प्रयोग करते समय उसकी नली के किनारे Gauze piece लगाएँ ताकि बूंद द्वारा संदूषण कम हो सके।
- Syringe एवं IV tubing जिनमें Locking सुविधा हो उन्हें ही प्रयोग करें।
- सभी Syringe एवं IV tubing को उपयुक्त रूप से Label करें।
- यदि कीमोथेरेपी दवाएँ त्वचा पर गिरे तो उस भाग को तुरंत साबुन एवं पानी से धोकर साफ करें।
- यदि यह आँखों में चला जाता है तो तुरंत आँखों को पानी से धोएं तथा चिकित्सकीस सहायता लें।
- प्रयोग के बाद सभी वस्तुओं को एक रिसाव-रहित डिब्बे (Leak proof container) में डालकर, उसे "खतरनाक" लेबल करें।
- इस कचरे का उपयुक्त निष्कासन करें।

प्रश्न कीमोथेरेपी प्राप्त करने वाले रोगी का प्रबंधन लिखें।

(Write down the management of patient getting chemotherapy)

उत्तर कीमोथेरेपी प्राप्त करने वाले रोगी का प्रबंधन (Management of patient with chemotherapy)

- **संक्रमण की रोकथाम (Prevention of infection)**
  - रोगी के Vital sign को प्रत्येक चार घंटे में मॉनीटर करें।
  - रोगी को संक्रमण के लक्षणों की जानकारी दें।
  - रोगी को हाथ धोने का महत्व समझाएँ।
  - Prophylactic antibiotic दवाएँ दें।
  - अत्यधिक Visitors के मिलने पर रोक लगाएँ।
  - रोगी पर कोई भी प्रक्रिया करते समय Aseptic तकनीक का प्रयोग करें।

- **रक्तस्राव की रोकथाम (Prevent bleeding)**
  - कोई भी भेदी प्रक्रिया (Invasive procedure) न करें यदि Platelet मात्रा 100,000 mm से कम हो जैसे IM injection आदि।
  - Injection site पर 5 मिनट तक दबाव बनाए रखें।
  - Aspirin या वो दवाएँ जिनमें Aspirin हैं उन्हे प्रबंधित करें।
  - यदि आवश्यकता पड़े तो रोगी को Platelet transfuse करें।
  - नियमित रूप से रोगी की निम्नलिखित जाँच कराएँ:
    - ○ Complete blood count
    - ○ Platelet count
    - ○ Bleeding and clotting time (BT/CT)
- **पोषण स्तर संतुलित करना (Maintaining nutritional balance)**
  - रोगी के पोषण स्तर का आँकलन करें।
  - Chemotherapy शुरू करने से पहले उल्टी की रोकथाम के लिए Antiemetic दवाएँ दें।
  - रोगी को थोड़े–थोड़े समय में छोटा आहार दें।
  - उसके आहार को उच्च कैलोरी एवं प्रोटन युक्त रखें।
  - रोगी को अधिक से अधिक पेय पदार्थ दें।
  - उसका Intake-output चार्ट मॉनीटर करें।
  - भोजन को रोगी की पसंद एवं नापसंद को ध्यान में रखकर दें।
- **थकान कम करने के उपाय (Minimizing fatigue)**
  - रोगी को पूर्ण आराम प्रदान करें तथा उसकी क्रिया सीमित करें।
  - रोगी को आराम प्रदान करने के लिए सुविधाजनक वातावरण दें।
  - रोगी की क्रिया एवं आराम की गतिविधियों का अंतराल नियोजित करें।
  - अत्यधिक दबाव (Overexertion) को दूर करें।
  - रोगी के Blood count को मॉनीटर करें।
- **Stomatitis को कम करने के उपाय**
  - रोगी को प्रतिदिन मुँह की देखभाल करने को कहें।
  - उसे Mouthwash प्रयोग करने की सलाह दें।
  - मुँह में किसी प्रकार के संक्रमण के लक्षणों की जाँच करें।
  - स्थानीय Oral therapy (Antibiotic, antiviral या Antifungal) प्रदान करें।
- **स्वास्थ्य शिक्षा (Health education)**
  - रोगी को तेज धारदार औजार प्रयोग करने से मना करें जैसे Razor
  - कब्ज की रोकथाम के उपाय करें।
  - स्त्रियों को किसी प्रकार के Vaginal स्राव या संक्रमण को रिपोर्ट करने को कहें।
  - रोगी को जीवनशैली में परिवर्तन होने की जानकारी प्रदान करें।

प्रश्न **Empyema**

उत्तर Empyema

परिभाषा (Definition) शरीर की किसी Cavity में, खासकर Pleural cavity में पस या मवाद एकत्रित होने को Empyema कहते हैं।

कारण (Causes)

- रोग (Disease)
  - Bronchial disease
  - निमोनिया (Pneumonia)
  - क्षय रोग (Tuberculosis)
  - Lung abscess
- पसलियों की क्षति (Ribs fracture)
- पसलियों में संक्रमण (Infection in ribs)
- संक्रमण (Infection)

नैदानिक लक्षण (Clinical manifestation)

- उच्च तापमान (High fever)
- एक तरफ सीने में दर्द (Unilateral chest pain)
- वजन घटना (Loss of weight)
- सूजन (Swelling)
- Auscultation द्वारा फेफडों से असामान्य आवाज आना।

नैदानिक जाँच (Diagnostic test)

- Chest X-ray
- Sputum test
- Blood test–WBC count एवं ESR स्तर बढ़ा होना।
- Bronchoscopy
- Thoracentesis

प्रबंधन (Management)

- रोगी को संक्रमण के उपचार के लिए Antibiotic दें।
- पीड़ा के लिए Analgesic दवाएँ दें।
- बुखार के लिए Antipyretic दवाएँ दें।
- यदि क्षय रोग कारण है तो DOTS therapy दें।
- अत्यधिक पस होने पर Intercostal tube drainage द्वारा इसका निष्कासन करें।
- रोगी को पूर्ण आराम दें तथा क्रिया सीमित करें।

नर्सिंग प्रबंधन (Nursing management)

- रोगी को उचित एवं आरामदायक स्थिति प्रदान करें।
- रोगी को उच्च कैलोरी एवं प्रोटीन आहार दें तथा fluid संतुलन बनाए रखें।
- गहरी साँस लेने का व्यायाम (Deep breathing exercise) कराएँ।

- रोगी को यदि chest tube drainage है तो उसकी उचित देखभाल करें।
- रोगी के परिवार को देखभाल में शामिल करें।
- रोगी को मानसिक सहयोग एवं आश्वासन प्रदान करें।

प्रश्न रेबीज **(Rabies)**

उत्तर रेबीज (Rabies)

परिभाषा (Definition) जब किसी व्यक्ति को समतापी रक्त वाले जानवर काटते हैं (जैसे कुत्ता, बिल्ली, चमगादड़ आदि) तो वह अपनी लार द्वारा Rhabdovirus को व्यक्ति के शरीर में स्थानांतरित करते हैं।

कारण (Cause)

- रेब्डोवायरस (Rhabdovirus)

चिन्ह एवं लक्षण (Signs and symptoms)

- प्रथम चरण (Premonitory): (1–2 दिन)
    - स्थानीय पीड़ा (Local pain)
    - नाक में उत्तेजना (Nasal irritation)
    - निम्न बुखार (Mild fever)
    - सिरदर्द (Headache)
    - अतिसार (Diarrhea)
    - गर्दन की पेशियों में खिंचाव (Neck strain)
- द्वितीय चरण (Irritability)
    - चबाने में परेशानी (Difficult mastication)
    - साँस लेने में कठिनाई (Dyspnea)
    - हाथों एवं पैरों को नीला पड़ना (Cyanosis)
    - अत्यधिक लार बनना (Excessive salivation)
    - तीव्र ज्वर (Hyperpyrexia)
    - तीव्र सिरदर्द (Severe headache)
    - अतिसार (Diarrhea)
- तृतीय चरण (Paralysis)
    - पानी का डर (Hydrophobia)
    - पक्षाघात (Paralysis)

नैदानिक जाँच (Clinical diagnosis)

- Immunofluorescence test
- Demonstration of Negri bodies
- Polymerase chain reaction (PCR)
- लार से वाईरस को अलग करना
- Antibody detection करना

प्रबंधन (Management)

- स्थानीय घाव का उपचार (Treatment of local wound)
  - कुत्ते या अन्य जानवर द्वारा काटे गये स्थान को अच्छी तरह साबुन एवं पानी से धोएँ।
  - धोकर उस स्थान पर Savlon लगाएँ।
- Immunoglobulin उपचार
  - Anti-Rabies immunoglobulin – 20 IU प्रति किलाग्राम शरीर के वजन के अनुसार लें। आधी खुराक घाव के चारों तरफ लगाएँ (Infiltrate) तथा बची आधी खुराक IM दें।
  - Anti-Rabies immunoglobulin देने से पहले रोगी को उसका Test dose दें।
  - इस दौरान काटने वाले जानवर पर नजर रखें। यदि वह 10 दिन बाद भी स्वस्थय एवं जीवित है, तो कोई खतरा नहीं है। यदि वह मर जाता है, तो बीमारी की संभावना बहुत बढ़ जाती है।
- दवाएँ (Drugs)
  - Human diploid cell serum vaccine intramuscularly लें।
  - यह Injection 0, 3, 7, 14 एवं 30 वें दिन लगवाएँ।

प्रश्न खसरा (Measles)

उत्तर खसरा (Measles)

परिभाषा (Definition)

यह एक Viral संक्रमण है जो बच्चों में जानलेवा रोग उत्पन्न करता है, जिसकी विशेषता तीव्र बुखार एवं त्वचा पर लाल रंग के दांतों का निकलना है।

कारण (Causes)

- Paramyxovirus
- यह Virus airborne है तथा खाँसने, छींकने, बात करते समय श्वसन मार्ग द्वारा एक व्यक्ति से दूसरे व्यक्ति में फैलता है।

नैदानिक लक्षण (Clinical manifestation)

- तीव्र बुखार (High fever)
- जुकाम (Coryza)
- नाक से गाढ़े स्त्राव का बहना (Rhinorrhea)
- छींक आना (Sneezing)
- आँखों का लाल पड़ना (Red eyes)
- आँखों से पानी आना (Watering of eyes)
- त्वचा पर लाल दाने निकलना (Maculopapular rash)
- कोप्लिकस स्पॉट (Koplik's spots) – Oral cavity के buccal mucosa पर छोटे–छोटे नीले–सफेद दाने निकल आते हैं। ये दाने लाल रंग के होते हैं।

जाँच (Diagnosis)

- शारीरिक परीक्षण (Physical examination) में Koplik's spot तथा Maculopapular rash की पहचान
- नाक व गले के Mucus से Sample लेकर जाँच करें।

जटिलताएँ (Complication)

- Bronchopneumonia
- Mastoiditis
- Otitis media
- Meningitis

प्रबंधन (Management)

इस रोग में Antiviral दवाएँ प्रभावी नहीं होती हैं। अतः लक्षणों का उपचार किया जाता है। सबसे पहले बच्चे को अस्पताल में भर्ती करें।

1. तीव्र बुखार (Hyperpyrexia)

- दवाएँ दें (Drugs) – Syrup paracetamol 125 mg दिन में 3 से 4 बार
- Syrup amoxicillin 125 mg – दिन में 3 बार
- Syrup bromohexene – खाँसी के लिए

2. रोकथाम एवं नियंत्रण (Prevention and control)

- जन्म के 9 वें महीने में शिशु को Measles का टीका लगवाएँ।
- संक्रमण होने पर बच्चे को स्कूल जाने या अन्य बच्चों के साथ खेलने से रोकें।
- बच्चों को अलग एवं हवादार कमरे में रखें।
- आँखों एवं त्वचा की उचित देखभाल करें।
- बच्चे द्वारा उपयोग की जाने वाली वस्तुओं को विसंक्रमित (Disinfect) करें।
- बच्चे श्वसन मार्ग का विशेष ध्यान रखें तथा इसे Patent रखने के उपाय करें।

प्रश्न गुलसुआ (Mumps)

उत्तर परिभाषा (Definition)

यह मम्स वायरस (Mumps virus) द्वारा होने वाला संक्रमण है, जिसमें लार की ग्रन्थि (Salivary glands) प्रभावित होती है, साथ ही अन्य शारीरिक लक्षण एवं जटिलताएँ भी होती हैं।

नैदानिक लक्षण (Clinical manifestation)

इसकी इन्क्यूबेशन अवधि (incubation period) 18 दिन की होती है।

- बुखार (Fever)
- सिरदर्द (Headache)
- वमन (Nausea)
- थकान (Malaise)

- भूख न लगना (Loss of appetite)
- कान के आस–पास पीड़ा
- चबाने में समस्या (Difficulty in chewing)
- पैरोटिड ग्रंथि का प्रदाह (Parotid swelling)

उपचार (Treatment)

- बुखार के लिए Antipyretic दवाएँ देंगे। जैसे Paracetamol
- पीड़ा के लिए Analgesic दवाएँ देंगे। जैसे Ibuprofen
- बच्चे को पृथक करके रखेंगे।
- उसे पूर्ण आराम प्रदान करेंगे।
- मूँह की सूजन से आराम के लिए warm saline गरारे कराएँगे।
- बच्चे को कुछ चूसने के लिए देंगे।
- बच्चे में Orchitis के उपचार के लिए स्थानीय सहयोग देंगे तथा इसका उपचार करेंगे।
- MMR टीके द्वारा इसकी रोकथाम की जा सकती है।

प्रश्न डिप्थीरिया (Diphtheria)

उत्तर यह एक बैक्टीरियल संक्रमण है जो कोरीनीबैक्टीरियम डिप्थीरिए (Coryne-bacterium diphtheriae) द्वारा फैलता है। यह वायुजनित ड्रापलेट संक्रमण (Airborne droplet infection) है।

नैदानिक लक्षण (Clinical manifestation)

इसका इन्क्यूबेरान काल 2 से 5 दिन का होता है।

- सामान्य लक्षण (Common symptoms)
    - बुखार (Fever)
    - थकान (Malaise)
    - सिरदर्द (Headache)
    - भूख न लगना (Loss of appetite)
- प्रकार के अनुसार लक्षण (Symptoms according to types)
    - नेज़ल डिप्थीरिया (Nasal diphtheria)– लालरंग का नाक से स्राव (Red watery nasal discharge)
    - टौन्सिलर डिप्थीरिया (Tonsillar diphtheria)
        - Tonsils की सूजन
        - Pseudomembrane का बनना
        - स्थानीय Lymph node में सूजन
        - गले में सूजन (Sore throat)
        - निगलने में तकलीफ (Dysphagia)
        - दबी हुई आवाज (Muffled voice)

- लैरिंगो–ट्रेकियल डिफ्थीरिया (Laryngotracheal diphtheria)
  - आवाज़ या रोने में भारीपन (Hoarseness)
  - साँस लेते समय आवाज निकलना (Stridor)
  - साँस लेने में तकलीफ (Dyspnea)
  - असहजता (Restlessness)
  - श्वसन प्रक्रिया में अधिक परिश्रम (Increasing respiratory effort)
  - श्वसन मार्ग में बाधा (Respiratory obstruction)

प्रबंधन (Management)

- दवाएँ (Drugs)
  - Antitoxin - 20,000 से 80,000 Unit, Sensitivity test करने के बाद देना।
  - Antibiotics - Penicillin या Erythromycin, 14 दिन की अवधि के लिए।
  - Antipyretic - Paracetamol बुखार को कम करने के लिए देंगे।
- पूर्ण आराम (Complete bed rest)
  - बच्चे को 2 से 3 हफ्ते के लिए पूर्ण आराम देंगे तथा उसकी गतिविधियों को सीमित करेंगे।
- आहार (Diet)
  - बच्चे को आसानी से पाचक उच्च कैलोरी आहार देंगे।
  - बच्चे की पसंद–नापसंद का भी ध्यान रखेंगे।
  - खाने को मुलायम बनाएँगे ताकि निगलने में समस्या न हो।
- रोकथाम एवं नियंत्रण के उपाय (Prevention and control methods)
  - बच्चे को DPT या DT का टीका लगवाएँ। यह टीका जन्म के 6 हफ्ते बाद, 4 से 6 हफ्ते के अंतराल पर 3 खुराक में लगता है।
  - संक्रमित बच्चे को पृथ्थक (Isolated) रखें तथा उसका उचित उपचार करें।
  - बच्चे द्वारा प्रयोग की जाने वाली सभी वस्तुओं का उचित विसंक्रमण करें।
  - बच्चे के संपर्क में आने वाले व्यक्ति को रोगनिरोधन (prophylaxis) के लिए Erythromycin मुँह द्वारा (Orally) सात दिन तक लेनी चाहिए।
  - पहले टीका ले चुके व्यक्ति को Diphtheria toxoid की एक बूस्टर डोज़ लेनी चाहिए।

प्रश्न वूपिंग कफ／परट्यूसिस (**Whooping cough/Pertussis**)

उत्तर परिभाषा (**Definition**)

यह एक तीव्रता से फैलने वाला बैक्टीरियल संक्रमण है जो बोरडीटेला परट्यूसिस (Bordetella pertussis) द्वारा फैलता है एवं श्वसन मार्ग को प्रभावित करता है।

नैदानिक लक्षण (Clinical manifestation)

- इसकी इन्क्यूबेशन अवधि 7 से 14 दिन होती है।
- इसके नैदानिक लक्षणों को तीन अवस्थाओं में वर्गीकृत किया जाता है।

  (a) प्रोड्रोमल अवस्था (Prodromal stage)
  - यह सबसे अधिक संक्रमित अवधि होती है जो 7 से 10 दिन की होती है।
  - बच्चे को निम्नलिखित लक्षण होते हैं–
    - कफ (Cough) - जिसकी तीव्रता बढ़ती जाती है।
    - ठंडा (Cold)
    - नाक बहना (Running nose)
    - कन्जंक्टिवाइटिस का प्रदाह (Conjunctivitis).

  (b) पैरोक्सिसमल या स्पाज़मोडिक अवस्था (Paroxysmal/Spasmodic stage)
  - यह अवस्था 2 से 4 हफ्ते की होती है।
  - इस अवस्था में कफ, विस्फोटक (explosive) तथा बार–बार होता है।
  - बच्चा आक्रामक रूप से गहरी साँस लेने की कोशिश करता है, जिस कारण वूप (Whoop) ध्वनि उत्पन्न होती है।
  - बच्चे का दम टूटने लगता है, साँस लेने में तकलीफ होती है, चेहरे पर घबराहट होती है।
  - इसमें बच्चे का शरीर नीला (Cyanosis) भी पड़ सकता है।
  - खाँसने के बाद बच्चा निक्रिष्य एवं पसीना–पसीना हो जाता है।

  (c) कन्वलसेंट अवस्था (Convalescent stage)
  - कफ की तीव्रता कम हो जाती है तथा इसके अंतराल की अवधि बढ़ जाती है।
  - बच्चे की भूख एवं सामान्य स्थिति में सुधार आता है।
  - यह अवस्था भी 2 से 4 हफ्ते रहती है।

जटिलताएँ (Complications)

- श्वसन जटिलताएँ (Respiratory complication)
  - Atelectasis (एटिलेक्टेसिस)
  - Emphysema (एम्फाईसीमा)
  - Pneumothorax (न्यूमोथोरेक्स)
  - क्षयरोग का अत्यधिक बढ़ना।
- तंत्रिका-तंत्र जटिलताएँ (Neurological complication)
  - एनसिफेलोपैथी (Encephalopathy)
  - अंतरकपालीय रक्तस्राव (Intracranial hemorrhage)

- निरंतर दौरे पड़ना (Persistant seizures)
- एटेक्सिया (Ataxia)
- एफेज़िया (Aphagia)
- पैराप्लीज़िया (Paraplegia)
- हैमीप्लीजिया (Hemiplegia)
- अन्य (Others)
  - रेक्टल प्रोलेप्स (Rectal prolapse)
  - हर्निया (Hernia).
  - ओटाईटिस मीडिया (Otitis media)
  - कुपोषण (Malnutrition).

जाँच (Investigation)

- नेजोफेरिंजियल स्वाब (Nasopharyngeal swab)
- ELISA जाँच – Pertussis toxin का पता लगाने के लिए की जाएगी।
- रक्त जाँच (Blood test)–ESR एवं WBC की मात्रा कम होगी।
- छाती का X-ray (Chest X-ray) – यह जटिलताओं के निदान में लाभदायक होता है।

प्रबंधन (Management)

- बच्चों को अस्पताल में भर्ती करें तथा पूर्ण आराम प्रदान करें।
- दवाएँ (Drugs)
  - Antibiotics - Erythromycin 40 से 50 mg/kg/दिन, दो हफ्ते तक मुँह द्वारा देंगे।
    - Roxithromycin
    - Azithromycin
    - Clarithromycin
  - Bronchodilators - Paroxysmal cough की अवस्था में इन्हें भाप (Nebulization) द्वारा देंगे।
    - Salbutamol – 0.3 से 0.5 mg/kg/दिन
    - Albuterol
    - Corticosteroids – यह तीव्र कफ में लाभकारी होता है।
    - Betamethasone - 0.75 mg/kg/दिन
- पृथक्करण (Isolation)
  - बच्चे को अलग रखेंगे। कम से कम 5 दिनों तक बच्चे को अलग रखा जाता है।
- Oxygen therapy–
  - बच्चे को Hypoxia से बचाने के लिए Oxygen therapy देंगे।
  - उसे fowler's स्थिति में आराम देंगे ताकि साँस लेने में तकलीफ ना हो।

- आहार (Diet)
  - बच्चे के पोषण का ध्यान रखेंगे।
  - उसे उपयुक्त आहार, छोटे भाग एवं अंतराल पर देंगे।
  - उसका द्रव संतुलन भी बनाए रखेंगे।
- स्वच्छता (Hygiene)
  - बच्चे एवं उसके आस–पास के वातावरण को साफ एवं जीवाणु मुक्त रखेंगे।
  - हाथ धोने की विधि को नियमित रूप से प्रयोग करेंगे।
  - बच्चे द्वारा प्रयोग वस्तुओं का उचित विसंक्रमण करेंगे।
- रोकथाम (Prevention)
  - इसकी रोकथाम के लिए DPT का टीका लगाएँ।
  - बच्चे को पृथक रखें।
  - संपर्क में आने वाले व्यक्ति को Tab erythromycin 40 mg/kg/day 2 हफ्ते के लिए देंगे।

प्रश्न **पूर्ण द्रोह/हृदय दोह (Cardiac arrest)**

उत्तर पूर्ण दोह (Cardiac arrest)

परिभाषा (Definition)

हृदय द्वारा पर्याप्त रक्त परिसंचरण (Circulation) तथा श्वसन क्रिया का अचानक से बंद हो जाना, किसी भी समय या किसी भी स्थान पर, पूर्ण द्रोह (Cardiac arrest) कहलाता है।

लक्षण (Signs)

- व्यक्ति का अचेत होना (Unconsciousness)।
- श्वसन क्रिया का अनुपस्थित होना (Absence of breathing)।
- बड़ी arteries में पल्स का अनुपस्थित होना (Absence of pulse in large arteries)।

प्रबंधन (Management)

- **चिकित्सकीय प्रबंधन (Medical management)**
  - ऑक्सीजन थैरेपी द्वारा (Hypoxemia) को सही करें।
  - Ventricular dysrhythmias के ऊपाय के लिए Lidocaine देंगे।
  - हृदय गति दर को बढ़ाने के लिए atropine दें।
  - Myocardial contractility में सुधार लाने के लिए epinephrine दें।
  - Metabolic या respiratory acidosis सही करने के लिए sodium bicarbonate दें।
  - अन्य आपातकालीन दवाएँ
    - Calcium gluconate
    - Calcium chloride

- ○ Dopamine
- ○ Lasix
- ○ Adrenaline
- CPR प्रारंभ करने से पहले रोगी के airway को साफ कर लें।
- रोगी को cardiac compression तथा artificial breathing देना प्रारंभ करें जिसकी दर 30:2 होनी चाहिए। यानि प्रतिमिनट 60 cardiac compression एवं 12 Ventilation प्रदान करने चाहिए।
- CPR के बीच–बीच में रोगी की हृदय दर को carotid artery द्वारा जाँचें।

- **नर्सिंग प्रबंधन (Nursing management)**
  - CPR देने के दौरान देखभाल
    - ○ Airway को साफ करें तथा उसमें कोई बाधा हो तो उसे साफ करें।
    - ○ रोगी को सख्त सतह पर ही CPR दें।
    - ○ CPR के दौरान रोगी को सीधा लिटाएँ।
    - ○ Chest compression का दबाव सही रखें। अधिक दबाव में पसलियों का फ्रैक्चर हो सकता है।
    - ○ CPR के दौरान रोगी की carotid artery को pulse के लिए जाँचते रहें।
  - CPR के बाद रोगी की निरंतर ECG मॉनीटरिंग करें।
  - रोगी को गहन चिकित्सा इकाई में रखें तथा उसे कड़ी निगरानी में रखें।
  - स्थिति स्थिर होने के उपरान्त प्रत्येक 15 मिनट में उसके vital sign की जाँच करते रहें।
  - Arrhythmias तथा convulsions के लिए रोगी की मॉनीटरिंग करें।
  - उसे oxygen, IV fluids तथा electrolytes प्रदान करें।
  - रोगी के मूत्र की मात्रा को भी माँपें। यह 30 mL प्रतिघंटे से कम नहीं होना चाहिए।
  - डाक्टर के आदेशानुसार रोगी को दवाएँ दें तथा उसका intake-output चार्ट बना कर, उसे मॉनीटर करें।

LONG ANSWERS

प्रश्न कीमोथेरेपी (Chemotherapy)

उत्तर कीमोथेरेपी (Chemotherapy)
- कीमोथेरेपी कैंसर रोगी को दी जाती है।
- यह असामान्य कैंसर सेल की वृद्धि को रोकती है।
- यह थेरेपी कैंसर सेल को समाप्त करती है तथा यह सामान्य सेल पर भी प्रभाव डालती है।

वर्गीकरण (Classification)

वर्गीकृत समूह (Classified group)	उदाहरण (Example)
• एल्काईलेटिंग एजेन्ट (Alkylating agents)	• Nitrogen mustard • Cyclophosphamide • Cisplatin • Carboplatin
• एन्टीमेटाबोलाइट (Antimetabolites)	• Methotrexate • Fluorouracil (5FU) • Merceptopurine
• एन्टी ट्यूमर एंटीबायोटिक (Anti-tumor antibiotics)	• Doxorubicine • Bleomycin
• प्लांट एल्कलोइड्स (Plant alkaloids)	• Vinblastin • Vincristine • Paclitaxel
• नाइट्रोसोयूरियास (Nitrosoureas)	• Carmustine • Lomustine
• कार्टिकोस्टेरोइड्स (Corticosteroids)	• Cortisone • Hydrocortisone • Methylprednisolone

कीमोथेरेपी देने की तैयारी (Preparation for administering chemotherapy)
- कीमोथेरेपी बनाते समय नर्स को विशेष ध्यान रखना चाहिए।
- ये दवाएँ Inhalation या त्वचा के द्वारा शरीर में जाकर हानि पहुँचा सकती हैं।
- इसलिए नर्स को दवाएँ तैयार करते समय अत्यधिक सावधानी रखनी चाहिए।
- इन्हें हमेशा एकांत (Isolated) स्थान पर तैयार करना चाहिए।
- सुरक्षा वस्तुएँ (Gown, Gloves, Mask एवं चश्मा) पहन कर इन्हें तैयार करना चाहिए।

कीमोथेरेपी की जटिलताएँ (Complication of chemotherapy)
- बालों का झड़ना (Alopecia)
- मिचली एवं वमन (Nausea and vomiting)

- भूख न लगना (Anorexia)
- अतिसार एवं वमन (Diarrhea and constipation)
- स्टोमेटाइटिस या म्यूकोसाइटिस (Stomatitis and mucositis)
- एनीमिया (Anemia)
- WBC की मात्रा कम होना (Leukopenia)
- Platelet की मात्रा कम होना (Thrombocytopenia)
- थकान (Fatigue)
- पीड़ा (Pain)
- त्वचा का गहरा रंग होना (Skin hyperpigmentation)
- संवेदनहीनता (Loss of peripheral sensation)

नर्सिंग उत्तरदायित्व (Nursing responsibility)

- रोगी को कीमोथेरेपी की प्रक्रिया, प्रभाव एवं दुष्प्रभावों की जानकारी दें।
- दवा शुरू करने से पहले रोगी की लिखित अनुमति प्राप्त करें।
- किसी प्रकार की Allergy की जानकारी प्राप्त करें।
- दवाओं से होने वाले दुष्प्रभाव का उचित प्रबंधन करें।
- रोगी के पोषण का ध्यान रखें तथा उसे संतुलित आहार लेने के लिए प्रेरित करें।
- रोगी को उचित आराम प्रदान करें।
- रोगी से अधिक मिलने वालों को सीमित करने की सलाह दें।
- रोगी को हाथ साफ करने को प्रेरित करें।
- रोगी को सहारा एवं आश्वासन प्रदान करें।
- रोगी के परिवार को उपचार में सक्रिय रूप से शामिल करें।

प्रश्न एन्जिओग्राफी (Angiography)

उत्तर एन्जिओग्राफी (Angiography)

Angiography एक नैदानिक तकनीक है जिसके द्वारा Blood vessel के Lumen अंदर देखा जाता है ताकि Arteries, veins एवं हृदय की कार्यशीलता का पता लगाया जा सके।

विधि (Method)

- इस विधि में बड़ी Artery (Femoral) या Vein (Jugular or femoral) द्वारा एक Contrast agent (Dye) को Blood में डाला जाता है तथा इसे X-ray के द्वारा देखा जाता है।
- इस विधि में Blood vessels तथा उनकी Patency की जाँच की जाती है। तथा इसके द्वारा Blood vessel से रक्त प्रवाह का पता लगाया जा सकता है।

उपयोग (Uses)

- मुख्यतः इसे Coronary artery में Blood flow की जाँच के लिए किया जाता है। (Coronary angiography)

- इसे छोटी–छोटी Blood vessels को देखने के लिए प्रयोग किया जाता है। (Microangiography)
- यह दिमागी रक्त वाहिका के विस्तारण (Neurovascular aneurysms) की जाँच में भी काम आता है।
- यह Peripheral arteries की stenosis या बाधा की जाँच में भी प्रयोग की जाती है। (Peripheral angiography)
- यह Blood vessels की क्षति का पता लगाने में प्रयोग किया जाता है।
- यह किसी Tumor में Blood flow की जानकारी प्राप्त करने के लिए किया जाता है।

जटिलताएँ (Complications)

- Arrhythmias
- गुर्दे की हानि (Kidney damage)
- Hypotension
- Pericardial effusion
- रक्तस्राव (Bleeding)
- एलर्जी (Allergy)
- Blood vessel की क्षति

Angiography में नर्सिंग उत्तरदायित्व (Nursing responsibility in angiography)

- **प्रक्रिया से पहले (Before procedure)**
  - रोगी के ज्ञान का आँकलन करें तथा उसे प्रक्रिया की जानकारी दें।
  - प्रक्रिया से पहले रोगी से लिखित अनुमति प्राप्त करें।
  - 4 से 6 घंटे पहले रोगी को खाने के लिए कुछ न दें।
  - रोगी को Cardiac दवाएँ थोड़े पानी के साथ दें। यदि आवश्यकता पड़े तो Sedative भी दे सकते हैं।
  - रोगी से Cardiac के प्रति किसी प्रकार की एलर्जी की जानकारी प्राप्त करें।
  - रोगी के Vital signs जाँच कर रिकॉर्ड करें।
  - रोगी की सभी Peripheral pulse की Rate, Rhythm एवं Volume नोट करें।
  - प्रक्रिया शुरू होने से पहले यदि रोगी को मूत्र त्याग की इच्छा है तो उसे वह पूरा करने दें।

- **प्रक्रिया के बाद (After procedure)**
  - रोगी के Vital signs का आंकलन कर उन्हें रिकार्ड करें।
  - रोगी की Puncture site को रक्तस्राव (Bleeding) के लिए जाँचें।
  - रोगी की सभी Peripheral pulses जाँचें।
  - उसकी मानसिक स्थिति का आंकलन करें।

- रोगी को कम से कम 6 घंटे तक पूर्ण आराम प्रदान करें।
- आराम के समय रोगी को Semi-Fowler's स्थिति दें।
- प्रभावित हाथ या पैर को 12 से 24 घंटे तक न मोड़ने की सलाह दें।
- अधिक से अधिक तरल पदार्थ लेने के लिए प्रोत्साहित करें।
- यदि रोगी की Peripheral pulses धीमी है या साँस की तकलीफ एवं सीने में दर्द हो तो तुरंत Doctor को सूचित करें।

प्रश्न **Pancreatitis**

उत्तर **Pancreatitis**

परिभाषा (Definition)

जब Pancreatic tissue में प्रदाह उत्पन्न होता है, तो उस स्थिति को Pancreatitis कहते हैं।

कारण (Etiology)

- Biliary tract disease
- मदिरा सेवन (Alcoholism)
- क्षति (Trauma)
- Viral संक्रमण (mumps, coxsackie virus-B)
- Penetrating duodenal ulcer
- Abscess
- Cystic fibrosis
- Kaposi sarcoma
- दवाएँ (Corticosteroids, thiazide diureties, oral contraceptives, sulfonamides, NSAIDs)
- चयापचय विकार (Metabolic disorder)
- Hyperlipidemia

नैदानिक अभिव्यक्ति (Clinical manifestation)

- तीव्र उदरीय पीड़ा (Abdominal pain)– यह दाएं ऊपरी quadrant में होती है तथा यह पीठ तक Radiate होती है।
- पेट में छूने पर दर्द का आभास (Abdominal tenderness)
- मिचली एवं वमन (Nausea and vomiting)
- वज़न का घटना (Weight loss)
- निम्न बुखार (Low-grade fever)
- निम्न रक्तचाप (Hypotension)
- उच्च नाड़ी दर (Tachycardia)
- पीलिया (Jaundice)
- Cullen sign – Umbilicus के चारों ओर नीलापन
- Turner's sign – Flank भाग में नीलापन

- Bowel movement का कम होना
- अधिक मात्रा में वसायुक्त मल (Bulky stool/steatorrhea)
- साँस लेने में तकलीफ (Breathlessness)

नैदानिक जाँच (Diagnostic test)

- इतिवृति एवं शारीरिक परीक्षण (History and physical examination)
- रक्त जाँच (Blood test)
    - Serum amylase का 200 U/Lls अधिक बढ़ना
    - Serum lipase का बढ़ना
    - Blood glucose का बढ़ना (Hyperglycemia)
    - Serum calcium का कम होना (Hypocalcemia)
    - Serum triglycerides बढ़ जाता है (Hyperlipidemia)
- मूत्र जाँच (Urine test)
    - Urine amylase 3600 U प्रतिदिन तक बढ़ जाना।
- Abdominal Ultrasound, X-ray तथा CT scan– यह pancreas में किसी समस्या का पता लगाने के लिए प्रयोग किया जाता है।
- ERCP

प्रबंधन (Management)

- **सामान्य देखभाल (General care)**
    - रोगी को आराम प्रदान करें।
    - रोगी को NPO रखें।
    - उल्टी तथा उदरीय विस्तार को घटाने के लिए Nasogastric suction का प्रयोग करें।
    - Pancreatitis की पीड़ा को कम करने के लिए knee chest position दें।
- **पीड़ा से आराम (Pain relief)**
    - पीड़ा से आराम देने के लिए रोगी को यह दवाएं दें–
    - Meperidine
    - IV morphine
    - Nitroglycerine
- **Shock का प्रबंधन**
    - Fluid एवं electrolyte स्तर को संतुलित करें तथा रोगी को isotonic IV fluids दें।
    - Volume बढ़ाने वाले fluid दें, जैसे Dextran या albumin
- **शल्य चिकित्सा (Surgical therapy)**
    - ERCP तथा Endoscopic sphincterotomy की जाती है।
    - Laparoscopic cholecystectomy भी की जा सकती है, ताकि इसे बार–बार होने से रोका जा सकें।

- **दवाएँ (Drugs)**
    - Meperidine— पीड़ा से आराम दिलाने के लिए।
    - Nitroglycerine— Smooth muscles को शिथिल करने तथा पीड़ा से आराम दिलाने के लिए सहायक होती है।
    - Antispasmodic (Propantheline bromide) - यह pancreatic outflow को रोककर pancreas को आराम प्रदान करती है।
    - Antacids – Gastric HCl के स्त्राव को कम करने एवं neutralize करने के लिए।
- पोषण थेरेपी (Nutritional therapy)
    - रोगी को NPO रखें।
    - खाद्य पदार्थ देने की शुरूआत थोड़ी–थोड़ी एवं छोटी मील से करें।
    - आहार को कार्बोहाइड्रेट युक्त रखें, ताकि यह pancreas के secretion को प्रभावित न करे।
    - Bland diet प्रदान करें।
    - Caffeine एवं Alcohol का सेवन प्रतिबंधित करें।

प्रश्न **Meniere's Disease**

उत्तर Meniere's Disease

परिभाषा (Definition)

जब आंतरिक कान के Membranous labyrinth में अत्यधिक मात्रा में Endolymph एकत्रित हो जाता है तथा यह Vertigo (ऊँचाई पर चक्कर आना), Tinnitus (कान में घंटी बजने का आभास), Fluctuating sensorineural hearing loss (कभी-कभी कम सुनाई देना), Aural fullness (कान में भारीपन) जैसे लक्षण पैदा करता है, तो उसे Meniere's Disease कहते हैं।

कारण (Etiology)

- आंतरिक कान में अत्यधिक Endolymph की मात्रा एकत्रित होना।
- कान की Blood supply में बाधा उत्पन्न होना।
- किसी प्रकार की एलर्जिक प्रतिक्रिया
- सूजन या एडीमा

नैदानिक लक्षण (Clinical Manifestation)

- Vertigo (ऊँचाई पर चक्कर आना)
- Tinnitus (कान में घंटी बजने का आभास)
- Fluctuating sensorineural hearing loss (कभी–कभी कम सुनाई देना)
- Aural fullness (कान में भारीपन)
- मिचली एवं वमन (Nausea and vomiting)
- रोगी को जमीन की तरफ खिंचने का आभास होता हैं। (Drop attacks)

- पीलापन (Pallor)
- पसीना आना (Sweating)
- हृदय गति का कम होना (Bradycardia)
- कान में दबाव महसूस होना (Pressure in ear)
- मानसिक तनाव एवं घबराहट (Emotional stress and anxiety)

नैदानिक जाँच (Diagnostic test)

- इतिवृत्ति (History taking)
  - चक्कर आना या कानों में आवाज गूंजना
  - एपिसोड का आरंभ, अवधि एवं तीव्रता की जानकारी
- Audiogram – सुनने की क्षमता घटने की जाँच करने के लिए किया जाता है।
- Glycerol test –रोगी को Glycerol की एक Dose देकर उसका Audiogram किया जाता है। सुनने की क्षमता में सुधार होना, रोग होने की पुष्टि करता है।
- Tuning fork (Weber test) – यह टेस्ट Positive होता है।

प्रबंधन (Management)

- **चिकित्सकीय प्रबंधन (Medical management)**
  - रोगी का आश्वासन एवं कॉउंसिलिंग दें।
  - Vertigo तथा उसके द्वारा उत्पन्न मिचली एवं वमन के उपचार के लिए रोगी को–
    - आराम प्रदान करें।
    - Sedative दवाएँ दें।
    - Antiemetic दवाएँ दें।
  - रोगी को निम्न सोडियम आहार लेने के लिए कहें तथा Nicotine एवं Caffeine के सेवन को प्रतिबंधित करें।
  - अन्य दवाएँ
    - Antihistamine– यह Endolymph को अत्यधिक एकत्रित होने से रोकता है। उदाहरणः– Meclizine
    - Sedative– यह Vertigo रोगी को आराम प्रदान करता है। उदाहरण– Diazepam
    - Vasodilator– यह कान की Blood vessels को Dilate कर, वहाँ उपस्थिति बाधा को दूर करता है। उदाहरण– Nicotinic acid
    - Diuretic– यह एडीमा को कम करता है। उदाहरण– Lasix
- **शल्य चिकित्सा प्रबंधन (Surgical management)**
  - Decompression of endolymphatic sac– यह Endolymph द्वारा उत्पन्न दबाव को कम करता है। इसे Endolymphatic shunt कहा जाता है।

- Vestibular nerve resection – यह Vertigo की समस्या से आराम दिलाता है तथा सुनने की क्षमता बनी रहती है।
- Ablation of labyrinth – इसमें Labyrinth को हटा दिया जाता है, लेकिन इस प्रक्रिया द्वारा सुनने की क्षमता चली जाती है।

- **नर्सिंग प्रबंधन (Nursing management)**
  - रोगी को रोग के Attack के समय शांत रखें तथा एक अंधेरे कमरे में आरामदायक स्थिति में रखें।
  - रोगी को अचानक से गर्दन घुमाने या स्थिति में परिवर्तन करने से रोकें।
  - टी वी देखने पर प्रतिबंध लगाएँ क्योंकि यह लक्षणों को बढ़ावा देती है।
  - Fluorescent एवं लप–लपाती रोशनी से बचाएँ।
  - कान के द्वारा उत्पन्न स्थिति में संतुलन बिगड़ने की संभावना रहती है, इसलिए हमेशा Bedside rail को ऊँचा उठा कर रखें।
  - रोगी को किसी कार्य को करने के लिए सहायता माँगने के लिए कहें।
  - चलते समय रोगी को सहारा दें क्योंकि चक्कर आने के कारण रोगी गिर सकता है।
  - रोगी को आहार में परिवर्तन संबंधित जानकारी प्रदान करें।
  - उसे चाय, काफी या शराब पीने से मना करें।
  - उसके प्रश्नों का उचित उत्तर दें ताकि उसकी घबराहट कम की जा सके।

प्रश्न Infertility के बारे में विस्तार से लिखें। (Write in detail about infertility)

उत्तर Infertility

परिभाषा (Definition)

एक साल के निरंतर असुरक्षित यौन संबंध स्थापित करने के पश्चात भी गर्भवती न होने की स्थिति को Infertility कहते हैं।

कारण (Etiology)

- **पुरूष कारण (Male cause)**
  - जन्मजात विकार (Congenital problems)
    - Hypospadias
    - Epispadias
  - संक्रमण रोग (Infection disease)
    - Epididymitis
    - Orchitis
  - अन्य कारण (Other causes)
    - Erectile dysfunction
    - Hypothalamo-Pitutary dysfunction

- ○ Varicocele
- ○ STD
  - शारीरिक कारण (Physical causes)
    - ○ दवाओं का प्रयोग
    - ○ विकिरण
    - ○ पदार्थ दुरूपयोग (Alcohal, Nicotine, Drugs)
    - ○ तनाव
- **स्त्री कारण (Female cause)**
  - Ovulation संबंधित विकार
    - ○ Anovulation
    - ○ Inadequate corpus luteum
  - ट्यूब में बाधा (Tubal blockage)
    - ○ Endometriosis
    - ○ श्रोणि संक्रमण
  - गर्भाशय कारक
    - ○ गर्भाशय ट्यूमर (Fibroid uterus)
  - अन्य कारण
    - ○ तम्बाकू या दवाओं का दुरूपयोग
    - ○ व्यावसायिक या वातावरणीय उजागरता
    - ○ बढ़ती आयु
    - ○ तनाव

नैदानिक जाँच (Diagnostic test)

- इतिवृत्ति (History taking)
  - रोग की जानकारी
  - पदार्थ दुरूपयोग की जानकारी
  - यौन संबंध-संबंधित जानकारी
- शारीरिक परीक्षण (Physical examination)
  - दोनों, स्त्री एवं पुरूष का
- स्त्री के मासिक चक्र की इतिवृत्ति एवं समीक्षा, शारीरिक परीक्षण।
- स्त्री-संबंधित जाँच (Test for female)
  - Basal body temperature record
  - Serum hormone level (e.g. FSH, LH, prolactin)
  - Urinary LH
  - Post-coital test
  - Endometrial biopsy
  - Pelvic ultrasound
  - Tubal patency test

- पुरूष-संबंधित जाँच (Test for male)
    - Semen analysis
    - Sperm penetration assay

प्रबंधन (Management)

- Infertility का प्रबंधन उसके कारण के आधार पर किया जाता है।
- दवाओं का प्रयोग (Use of drugs)
    - Selective estrogen receptor modulator
        - Clomiphene citrate—यह ovulation को बढ़ाता है।
    - Human menopausal gonadotropin
        - Pergonal – यह Ovary के Follicles का विकास करता है।
        - Humegon – यह भी Ovary के Follicles का विकास करता हैं।
    - Follicle-stimulating hormone – यह Follicles का विकास करता है।
    - GnRH antagonists –यह LH surge को समय से पहले समाप्त होने से रोकते हैं।
    - Human chorionic gonadotropin (HCG)– यह Follicles से अण्डे के बाहर आने की प्रक्रिया को बढ़ावा देता है।
    - Antibiotics – यदि संक्रमण है तो इनका प्रयोग करते हैं।
- सामान्य देखभाल (General care)
    - दंपति को तनावमुक्त रहने की सलाह दें।
    - उन्हें स्वस्थय जीवन शैली अपनाने की सलाह दें।
    - उन्हें किसी भी पदार्थ या दवा के दुरूपयोग को प्रतिबंधित करने की सलाह दें।
    - शराब, चाय या काफी के अत्यधिक सेवन को प्रतिबंधित करने की सलाह दें।
    - संतुलित आहार लेने की सलाह दें।
    - वजन को नियंत्रित करने की सलाह दें।
- Assisted reproductive technologies
    - Intrauterine insemination (IUI)
    - In vitro fertilization (IVF)
    - Gamete intra-fallopian transfer (GIFT)
    - Zygote intra and fallopian transfer (ZIFT)

नर्सिंग प्रबंधन (Nursing management)

- दंपति की मानसिक, सामाजिक स्थिति एवं तनाव का आंकलन करें।
- उन्हें प्रजनन की प्रक्रिया, Infertility के उपचार की प्रक्रिया तथा इसकी अवधि, सफलता एवं असफलता की जानकारी प्रदान करें।
- दंपति की घबराहट एवं तनाव को कम करें।
- दंपति को आश्वासन दें तथा परिवार का सहयोग प्राप्त करें।
- दंपति को परस्पर सहयोग एवं मनोबल बनाएँ रखने की सलाह देना।

प्रश्न गर्भपात (Abortion)

उत्तर गर्भपात (Abortion)

भ्रूण के जीवन क्षमता (viability) स्तर पर पहुँचने से पहले गर्भावस्था का समाप्त होना गर्भपात कहलाता है।

प्रकार (Types)– यह दो प्रकार का होता है–

1. स्वतः गर्भपात (Spontaneous abortion)
2. प्रवर्तक गर्भपात (Induced abortion)

1. स्वतः गर्भपात (Spontaneous abortion)– यह 20 हफ्ते से पहले गर्भावस्था के स्वतः समाप्त होने की प्रक्रिया होती है।

कारण (Cause)

- भ्रूण विकार
- माँ के संक्रमण
- गर्भाषय फाइब्रोइड (Uterine fibroid)
- Endometriosis
- कुपोषण
- Cervical incompetence

लक्षण (Clinical features)

- योनि द्वारा रक्तस्राव (Vaginal bleeding)
- उदरीय पीड़ा (Abdominal pain)
- गर्भावस्था के लक्षणों का घटना (Regression of pregnancy changes)

जाँच (Diagnosis)

- Serum β-human chorionic gonadotropin hormone के स्तर का घटना।
- Ultrasonography में खाली गर्भाशय का दिखना।

प्रबंधन (Management)

- स्त्री को अस्पताल में भर्ती करें।
- पूर्ण आराम प्रदान करें।
- Vital signs जाँचें तथा रिकार्ड करें।
- रक्तहानि की मात्रा का आंकलन करें। यदि रक्तहानि (blood loss) अधिक है तो रक्त का प्रबंधन करें।
- Dilatation and curettage की प्रक्रिया द्वारा गर्भाशय को खाली एवं साफ किया जाता है।
- दवाएँ (Drugs)
    - Analgesics एवं Sedative – यह उदरीय पीड़ा एवं घबराहट कम करने के लिए दिए जाते हैं।

- Antibiotics– यह गर्भपात की प्रक्रिया से होने वाले संक्रमण की रोकथाम के लिए दी जाती हैं।
- मानसिक सहयोग एवं सांत्वना प्रदान करें।

2. प्रवर्तक गर्भपात (Induced abortion)

जब चिकित्सा या शल्य-चिकित्सा की सहायता से गर्भपात किया जाता है तो उसे प्रवर्तक गर्भपात कहते हैं।

कारण (Cause)

- अनचाहां गर्भ (Unwanted pregnancy)
- भ्रूण विकार (Fetal abnormality)
- माँ के संक्रमण का भ्रूण पर प्रभाव (Ill effects of maternal infection on fetus like rubella)

प्रबंधन (Management)

- **चिकित्सा द्वारा (Medical termination)**
  - Mifepristone (RU486)
  - Misoprostol
  - Methotrexate
- **शल्य चिकित्सा द्वारा (Surgical termination)**
  - Suction and evacuation – Suction द्वारा Endometrial tissue को बाहर निकाल लिया जाता है।
  - Dilatation and evacuation – Crevix को Dilate कर उसमें उपस्थिति Conception पदार्थ को बाहर निकाला जाता है।
- **दोनों का प्रयोग (Mixed therapy)**– इसमें दवाओं और शल्य चिकित्या का एक साथ प्रयोग किया जाता है।

प्रश्न Dysmenorrhea

उत्तर परिभाषा (Definition)

मासिक धर्म के दौरान उदरीय पीड़ा एवं असहजता होने को Dysmenorrhea कहते हैं।

प्रकार (Type)– यह दो प्रकार का होता है–

1. प्राथमिक डिस्मिनोरिया (Primary dysmenorrhea)

- इसका कोई मुख्य कारण नहीं होता है।
- यह अत्यधिक Prostaglandin F2 α या उसके प्रति बढ़ती संवेदनशीलता से होता है।
- यह मासिक धर्म के शुरू होने से 12 से 24 घंटे पहले प्रारम्भ होता है।
- मासिक धर्म के पहले दिन अधिक पीड़ा होती है।

लक्षण (Symptoms)

- निम्न उदरीय पीड़ा (Lower abdominal pain) जो निम्न भाग तथा जांघों पर फैलती है।

- मिचली व वमन (Nausea and vomiting)
- अतिसार (Diarrhea)
- थकान (Fatigue)
- सिरदर्द (Headache)

2. द्वितीयक डिस्मिनोरिया (Secondary dysmenorrhea)

- यह किसी श्रोणि विकार के कारण होता है।
- यह यौनावस्था के बाद 30 से 40 वर्ष की आयु में होता है।

कारण

- Endometriosis
- Chronic pelvic inflammatory disease
- Uterine fibroid

लक्षण

- पीड़ा जो कि लम्बी अवधि के लिए होती है।
- यौन संबंध के समय पीड़ा (Dysmenorrhea)
- मलत्याग में परेशानी (Painful defecation)
- अनियमित रक्तस्राव (Irregular bleeding)

जाँच (Diagnosis)

- इतिवृत्ति (History), जिसमें मासिक धर्म एवं प्रसूति रोगों की जानकारी मुख्य है।
- शारीरिक परीक्षण (Physical examination), विशेषकर श्रोणि परीक्षण।

प्रबंधन (Management)

- ऊष्मा प्रयोग (Heat application)– ऊष्मा को उदर एवं पीठ पर लगाया जाता हैं।
- नियमित व्यायाम श्रोणि संकुचन को कम कर पीड़ा में आराम प्रदान करता है।
- दवाएँ (Drugs)– पीड़ा के निवारण के लिए NSAID दवाएँ जैसे Ibuprofen (ब्रूफिन) दें।
- गर्भ निरोधक दवाएँ भी पीड़ा को समाप्त करने में आरामदायक होती हैं।
- अन्य उपचार – Acupuncture एवं Transcutaneous nerve stimulation द्वारा भी पीड़ा में आराम प्राप्त किया जा सकता है।

प्रश्न Menopause के बारे में विस्तार से लिखें। (Write in detail about menopause)

उत्तर Menopause (मीनोपॉज)

यह Ovarian क्रियाशीलता के घटने के कारण मासिक धर्म की प्रक्रिया को बंद होने को कहते हैं।

यह 45 से 55 वर्ष की आयु में होता है।

कारण (Causes)

- यह एक सामान्य Physiological प्रक्रिया है।
- लेकिन कभी–कभी समय से पहले भी हो सकती है जिसके कारण हैं–
    - बीमारी
    - रेडियेशन थेरेपी या कीमोथेरेपी के दुष्प्रभाव
    - गर्भाषय का निकालना (Surgical removal of uterus)
    - धूम्रपान (Smoking)
    - हॉर्मोनल असंतुलन (Hormonal imbalance)

नैदानिक लक्षण (Clinical manifestation)

मीनोपॉज के लक्षण उसके होने के दौरान (Pre-menopause) या उसके होने के बाद (Post-menopause) होते हैं।

- **मीनोपॉज शुरू होने के दौरान (Premenopausal)**
    - अनियमित रक्तस्राव (Irregular bleeding)
    - त्वचा का गर्म होना (Hot flushes)
    - रात में पसीना आना (Night sweats)
    - जननांगों की निश्क्रियता (Atrophy of genital tissue)
    - तनाव या आवृत्ति असंयम (Stress or urge incontinence)
    - स्तन में तनाव (Breast tenderness)
    - मूड में परिवर्तन (Mood changes)
    - अवसाद (Depression)
    - उग्रता (Irritability)
    - सोने की कमी (Sleep deprivation)
- **मीनोपॉज के बाद (Postmenopausal)**
    - मासिक धर्म का बंद होना (Cessation of menses)
    - ओस्टियोपोरोसिस (Osteoporosis)
    - मूत्रत्याग में पीड़ा (Dysuria)
    - मूत्र की अवधि एवं इच्छा में वृद्धि (Increased urgency and fre-quency)

प्रबंधन (Management)

- बिना–हॉर्मोन थेरेपी (Nonhormonal therapy)
    - तीव्र गर्मी के प्रभाव को रोकने के लिए वातावरण को ठंडा रखें तथा कैफीन एवं शराब का सेवन कम करें।
    - तनवामुक्त करने वाली तकनीक (Relaxation technique) सहायक होती हैं।
    - अत्यधिक गर्मी के प्रभाव को कम करने के लिए–
        - कमरे में अच्छे संवातन (Ventilation) को बनाएँ।
        - ढीले सूती कपड़े पहनाएँ।

- ○ प्रतिदिन विटामिन ई 600 IU खुराक दें।
- ○ सूखी त्वचा पर माइस्चराइज़र लगा कर उसे नमी प्रदान करें।
  - स्त्री को विशेषकर अपने पोषण का ध्यान रखना चाहिए।
  - व्यायाम एवं अच्छी निद्रा से तनाव एवं अवसाद से आराम मिलता है।
- हॉर्मोनल थेरेपी (Hormonal therapy)
  - गर्भाशय रहित महिलाओं को ईस्ट्रोजन (Estrogen) हॉर्मोन दिया जाता है।
  - गर्भाशय वाली महिलाओं को ईस्ट्रोजन (Estrogen) एवं प्रोजेस्ट्रोन (Progesterone) दोनों हॉर्मोन दिये जाते हैं।
- पोषण थेरेपी (Nutritional therapy)
  - प्रतिदिन कैलोरी 30 kcal/kg body weight लेना चाहिए तथा साथ में कैल्शियम (Calcium) एवं विटामिन डी (Vitamin D) भी लेना चाहिए।

प्रश्न **सर्वाइकल कैंसर के बारे में विस्तार से लिखें।**
(Write in detail about cervical cancer)

उत्तर सर्वाइकल कैंसर (Cervical cancer)
यह स्त्रियों में पाया जाने वाला कॉमन कैंसर है।

कारण (Etiology)
- Human papillomavirus (HPV)
- धूम्रपान (Smoking)
- एक से अधिक यौन पार्टनर (More than one sexual partner)

नैदानिक लक्षण (Clinical manifestation)
- सफेद रंग का योनिस्त्राव (Leukorrhea)
- मासिक धर्म के बीच में रक्तस्त्राव (Intermenstrual bleeding)
- वज़न घटना (Weight loss)
- एनीमिया (Anemia)
- कैकेक्सिया (Cachexia)

वर्गीकरण (Classification)
- Stage 0 – यथास्थान (In situ)
- Stage I – सिर्फ सर्विक्स तक ही सीमित रहना (Strict confinement to cervix)
- Stage II – सर्विक्स के अलावा योनि तक फैलाव, लेकिन पैल्विक दीवार तक फैलाव नहीं होना। (Extension beyond cervix till vagina but pelvic wall not involved)
- Stage III – सर्विक्स, योनि तथा पैलविक दीवार तक फैलाव। (Extension to cervix, vagina and pelvic wall)
- Stage IV – कैंसर का पास एवं दूर के अंगों तक फैलना। (Spread to adjacent and distant organ)

नैदानिक जाँच (Diagnostic studies)

- पैप स्मीयर (PAP smear)
- शिलर आयोडीन टेस्ट (Schiller iodine test)
- कोल्पोस्कोपी (Colposcopy)
- बायोप्सी (Biopsy)

प्रबंधन (Management)

- कोनाइज़ेशन (Conization)– इसमें सर्विक्स के एक अनुभाग को कोन आकार में काटकर निकाला जाता है।
- क्रायोथैरेपी (Cryotherapy) एवं लेजर कोन वेपोराइजेशन (Laser cone vaporization) द्वारा टिसू को समाप्त किया जाता हैं।
- लूप इलेक्ट्रो-स्जरी एक्सीजन प्रोसीजर (Loop electrosurgery excision procedure, LEEP) द्वारा टिसू को निकाला जाता है।
- Invasive cancer का उपचार सर्जरी तथा रेडियेशन द्वारा किया जाता है।
  - सर्जरी (Surgery) – Hysterectomy
  - Radical hysterectomy
- रेडियेशन (Radiation) – बाह्य रेडियेशन (External radiation) जैसे कोबाल्ट (Cobalt)
- आंतरिक रेडिएशन (Internal radiation) जैसे रेडियम (Radium)

प्रश्न ब्रैस्ट कैंसर के बारे में विस्तार से लिखें। (Write in detail about breast cancer)

उत्तर ब्रैस्ट कैंसर / स्तन कैंसर (Breast cancer)

कारण (Etiology)

- वंशानुगत (Heredity)
- मोटापा (Obesity)
- शराब का सेवन (Alcohol intake)
- सकारात्मक पारिवारिक इतिहास (Positive family history)
- हॉर्मोन रिप्लेसमेंट थैरेपी (Hormone replacement therapy)
- *BRCA-1* एवं *BRCA-2* gene की प्रस्तुति
- विकिरण (Radiation)

नैदानिक लक्षण (Clinical features)

- स्तन में गांठ (Lump in breast)
- निप्पल से स्त्राव (Nipple discharge)
- निप्पल का धंसा होना (Nipple retraction)
- प्यो दी आरेंज (Peau'd orange) – त्वचा का संतरे के छिलके की तरह होना
- स्तन पर गड्ढा पड़ना (Dimpling of breast)

नैदानिक जाँच (Diagnostic test)

- इतिवृत्ति (History taking)
  - परिवार में प्रथम डिग्री संबंधी में कैंसर (माँ, बहन या बेटी)
  - जोखिम कारकों का पता लगाना
- शारीरिक परीक्षण (Physical examination)
  - Breast self-examination (BSE)
  - पूर्ण शारीरिक परीक्षण
- मैमोग्राफी (Mammography)
- अल्ट्रासांउड (Ultrasound)
- बायोप्सी (Biopsy)
  - FNAC (Fine needle aspiration cytology)
  - SLND (Sentinel lymph node dissection)
- MRI (आवश्यकता अनुसार)
- रक्त जाँच (Blood test)
  - Complete blood count
  - Platelet count
  - Calcium एवं phosphate level
  - Liver function test (LFT)
- मैटास्टेसिस की जाँच के लिए
  - Chest X-ray
  - Bone scan
  - CT scan
  - MRI

प्रबंधन (Management)

- **सर्जरी (Surgery)**
  - **रेडिकल मैस्टेक्टमी (Radical mastectomy):** इसमें स्तन, पैक्टोरल पेशियां, एक्जेलरी, लिम्फ नोड, वसा टिसू तथा आस–पास के टिसू को निकाल दिया जाता है।
  - **लम्पेक्टमी (Lumpectomy):** इसमें स्तन की गांठ निकाली जाती है, साथ ही Sentinel lymph node biopsy या dissection भी किया जाता है।
- **रेडियेशन थेरेपी (Radiation therapy)**
  - **प्राथमिक रेडियेशन थैरेपी (Primary radiation therapy):** इसे सर्जरी के बाद 5 से 6 हफ्ते तक प्रतिदिन दिया जाता है।
  - **सर्जरी-सहित रेडियेशन (Radiation adjunct to surgery):** सर्जरी से पहले ट्यूमर के आकार को कम करने के लिए प्रयोग किया जाता है।

- **हाई–डोज ब्रेकीथेरेपी (High-dose brachytherapy):** इसमें स्तन में रेडियोएक्टिव कैप्सूल डाल दिया जाता है जो हाई डोज रेडियेशन को सीधा कैंसर के स्थान पर डालता है।
- **कीमोथेरेपी (Chemotherapy):** इसमें प्रयोग की जाने वाली दवाएँ हैं–
  - Cyclophosphamide
  - Methotrexate
  - 5-Fluorouracil
  - Cyclophosphamide
  - Doxorubicin
  - Paclitaxel

प्रश्न **मैस्टेक्टमी के बाद रोगी का नर्सिंग केयर प्लान लिखें।**
(Write down the nursing care plan of patient after mastectomy)

उत्तर मैस्टेक्टमी के बाद रोगी का नर्सिंग केयर प्लान

नर्सिंग निदान *(Nursing diagnosis)*	अपेक्षित परिणाम *(Expected output)*	नर्सिंग हस्तक्षेप *(Nursing intervention)*

• तीव्र पीड़ा जिसका संबंध शल्य चिकित्सा विधि से है। (Acute pain related to surgical procedure)	• पीड़ा के स्तर को कम करना।	• स्त्री की पीड़ा के स्तर, स्थान, अवधि, गुणवत्ता, पैटर्न, दर आदि का आंकलन करना।
		• स्त्री के vital signs को मॉनीटर करना।
		• Analgesic दवाएँ देकर पीड़ा निवारण करेंगे।
		• आरामदायक स्थिति प्रदान करें तथा सर्जरी वाली तरफ के हाथ को सही स्थिति दें ताकि टाँकों पर तनाव कम किया जा सके।
		• अन्य विधियों द्वारा रोगी की पीड़ा प्रबंधन करें, जैसे
		  – तनाव मुक्त तकनीक
		  – दृश्य सोचने की तकनीक आदि।

• डर जिसका संबंध कैंसर के निदान से हैं। (Fear related to diagnosis of cancer)	• रोगी को डर व्यक्त करने का मौका देकर डर को कम करें।	• रोगी के डर के स्तर एवं कारण का आंकलन करना। • रोगी को अपना डर व्यक्त करने के लिए प्रोत्साहित करें। • उसके रोग के बारे में चर्चा करें। • उसे अन्य लोगों से मिलवायें जिनका इलाज सफल रहा हो, ताकि उसमें सकारात्मकता उत्पन्न हो। • परिवार को रोगी की देखभाल में शामिल करें।

नर्सिंग निदान *(Nursing diagnosis)*	अपेक्षित परिणाम *(Expected output)*	नर्सिंग हस्तक्षेप *(Nursing intervention)*
• बिगड़ी शारीरिक छवि जिसका संबंध शरीर के भाग की हानि से है। (Disturbed body image related to loss of body parts)	• रोगी को अपने प्रति सकारात्मक सोच का विकास करने में सहायता करना।	• रोगी के आत्म सम्मान एवं आत्म विश्वास का आंकलन करें। • रोगी को उसके जैसे अन्य रोगियों से मिलाएँ जो सामाजिक रूप से सक्रिय हैं। • रोगी को प्रोस्थेसिस (Prosthesis) एवं स्तन पुनर्निर्माण के बारे में जानकारी प्रदान करें। • रोगी को अपनी छवि के प्रति उत्पन्न भय एवं चिंता को अभिव्यक्त करने के लिए प्रोत्साहित करें। • उसके तनाव का उत्तम समाधान करें।
• अप्रभावी चिकित्सकीय प्रणाली प्रबंधन जिसका संबंध सर्जरी के बाद की देखभाल की जानकारी की कमी से है। (Ineffective therapeutic regimen management related to lack of knowledge regarding post-operative care)	• चिकित्सकीय प्रणाली को प्रभावी बनाना।	• रोगी को कैंसर तथा सर्जरी के बारे में पूरी जानकारी दें। • रोगी एवं परिवार को घाव की देखभाल करने के बारे में सिखाएँ। • रोगी को Dressing करना सिखाएँ। • रोगी को BSE करना सिखाएँ।
• क्षीण शारीरिक गतिविधि जिसका संबंध पीड़ा से है। (Impaired physical mobility related to pain)	• शारीरिक गतिविधि को उच्च क्षमता तक स्थापित करना।	• रोगी की गतिविधि की क्षमता का आंकलन करें। • रोगी के व्यायाम एवं क्रिया का क्षमता अनुसार नियोजन करें। • रोगी को अपनी प्रतिदिन की गतिविधियों को सम्पन्न करने में सहायता प्रदान करें। • दोनों हाथों के उपयुक्त उपयोग की सलाह दें।

प्रश्न   **Hepatitis** के बारे में लिखें। **(Write about hepatitis)**

उत्तर   **Hepatitis**

परिभाषा (Definition) लीवर को टिसू के संक्रमण एवं प्रदाह (Inflammation) को Hepatitis कहते हैं।

कारण (Etiology)

- संक्रमण (Infection)– यह एक viral रोग है जो निम्नलिखि Virus के कारण होता है –
    - Epstein-barr virus
    - Cytomegalovirus
    - Herpes simplex virus
    - Rubella virus
- मदिरा सेवन (Alcohol consumption)
- गंदगी (Poor hygiene)
- भीड़–भाड़ तथा गंदी परिस्थितियाँ (Crowded and poor sanitary condition)
- Hepatitis B एवं C
    - यौन संबंध (Sexual contact)
    - रक्त एवं शरीर द्रव (Blood and body fluid)

प्रकार (Types)

- Hepatitis A– संक्रमित Hepatitis
- Hepatitis B (HBsAg)– सीरम Hepatitis
- Hepatitis C (HCV)– Non-A non-B hepatitis
- Hepatitis D
- Hepatitis E– आमाशीय Hepatitis

नैदानिक लक्षण (Clinical management)

Hepatitis B के तीन Phase होते हैं एवं उसी के आधार पर उसके Clinical manifestation होते हैं, जो इस प्रकार हैं–

1. **Preicteric phase**
    - भूख न लगना (Anorexia)
    - मिचली व वमन (Nausea and vomiting)
    - कब्ज एवं अतिसार (Constipation and diarrhea)
    - शारीरिक थकावट (Malaise)
    - सिरदर्द (Headache)
    - बुखार (Fever)
    - Hepatomegaly एवं Splenomegaly
    - उदरीय असहजता (Abdominal discomfort)
    - त्वचा पर दाने (Skin rashes)
    - वज़न घटना (Weight loss)

2. **Icteric phase**
    - पीलिया (Jaundice)
    - गहरे रंग का मूत्र (Dark-colored urine)
    - प्रूराइटिस (Pruritus)
    - Bilirubinuria
    - मल का भूरा रंग (Clay-colored stool)
    - थकान (Fatigue)
    - वजन का घटना (Weight loss)

3. **Post-icteric phase**
    - शारीरिक पीड़ा (Malaise)
    - आसानी से थकान होना (Easy fatigability)
    - Hepatomegaly एवं Splenomegaly कम हो जाती है।
    - पीलिया (Jaundice) कम हो जाता है।

नैदानिक जाँच (Diagnostic test)
- इतिवृति एवं शारीरिक परीक्षण
- रक्त जाँच (Blood test)
    - Liver function test (LFT) ALT/AST
    - Hepatitis screening
    - S-bilirubin
    - Urobilinogen

चिकित्सा प्रबंधन (Medical management/Nursing management)
- **रोकथाम के उपाय (Prevention measures):** Hepatitis B की रोकथाम (Preventive measures for hepatitis B)
    - टीकाकरण (Immunization): व्यक्ति को Hepatitis B का टीका लगाना चाहिए।
        - इसे नवजात शिशु एवं बच्चों को लगाना चाहिए।
        - वो व्यक्ति जो रक्त एवं रक्त उत्पाद प्रयोग करते हैं।
        - वो व्यक्ति जो Hepatitis B के उच्च जोखिम पर हों।
        - जिनके कई Sexual पार्टनर होते हैं।
        - ड्रग्स (Injection) प्रयोग करने वाले व्यक्ति।
    - अन्य उपाय (Other measures)
        - शारीरिक fluid या blood से संपर्क के समय Gloves पहनें।
        - शरीर के fluid या blood को अच्छे से साफ करना चाहिए।
        - एक ही सुई (Needle) का प्रयोग बार–बार नहीं करना चाहिए।
        - तेज धार एवं नुकीली वस्तुओं को सावधानी से छूना चाहिए।
        - स्वस्थ्य यौन संबन्ध बनाना चाहिए।

- ○ शरीर में छेद कराना या टैटू बनवाते समय नई एवं सुरक्षित सुई का प्रयोग करना चाहिए।
- ○ यदि शारीरिक fluid या blood से संपर्क का अंदेशा है तो हाथ अच्छे प्रकार से धोयें।
- पोषण (Nutrition)
  - उच्च कैलोरी, प्रोटीन आहार (High protein-high calorie diet)
  - वसा-रहित आहार (fat-free diet)
  - मदिरा एवं लीवर को प्रभावित करने वाली दवाओं के सेवन को प्रतिबंधित करना।
  - रोगी को विटामिन Supplement प्रदान करना।
- आराम प्रदान करना तथा कार्य को सीमित करना।
- दीर्घकालिक hepatitis B एवं C के केस में निम्नलिखित दवाओं का प्रयोग किया जा सकता है–
  - α-interferon (peg intron)
  - Antiviral agents (lamivudine, ribavirin)
- स्वास्थ्य शिक्षा (Health education)
  - रोगी एवं उसके परिवार को रोग तथा उसकी तीव्रता के बारे में पूरी जानकारी प्रदान करें।
  - इसे रोकने के उपाय को विस्तार से समझाएँ।
  - रोगी को पोषण एवं अन्य आदतों में बदलाव लाने तथा स्वस्थ्य आदतें अपनाने को प्रोत्साहित करें।
  - नियमित रूप से Follow up करने के लिए कहें।

प्रश्न ओस्टियोआर्थ्राइटिस क्या है? इसके बारे में विस्तार से लिखें।
(What is osteoarthritis? Write in detail about it)

उत्तर ओस्टियोआर्थ्राइटिस (Osteoarthritis)

परिभाषा (Definition)

यह एक धीरे विकसित होने वाला degenerative विकार है, जिसमें मुख्यतः भार वहन करने वाले जोड़ों की Articular cartilage प्रभावित होती है। यह सामान्यतः वृद्ध लोगों में अधिक होता है।

कारण (Etiology)

- क्षति (Trauma) – Dislocation या Fracture
- बार–बार शारीरिक क्रिया करने से Cartilage में विकार उत्पन्न होत है।
- प्रदाह (Inflammation)
- 60 वर्ष से अधिक आयु
- अनुवांशिक कारक
- मोटापा
- हॉर्मोनल अनियमितता

नैदानिक लक्षण (Clinical features)

- जोड़ों में दर्द
- आराम पर भी दर्द होना
- जोड़ों की गतिविधि कम होना
- सुबह बिस्तर से उठने पर जोड़ो का अधिक दर्द करना
- चलते समय घर्षण की आवाज
- शुरू में पीड़ा कभी–कभी होती है लेकिन बाद में निरंतर बनी रहती है।
- जोड़ों में सूजन
- अंगुलियों के जोड़ो में गांठ बनना
- जोड़ो से जुड़ी पेशियों में पीड़ा
- दीर्घकालिक अवस्था में रोगी बिस्तर पर आश्रित हो जाता है।

नैदानिक जाँच (Diagnostic test)

- इतिवृत्ति एवं शारीरिक परीक्षण (History and physical examination)
- CT scan
- MRI
- X-ray
- Synovial fluid analysis

चिकित्सकीय एवं नर्सिंग प्रबंधन (Medical and nursing management)

मुख्यतः Osteoarthritis का कोई उपचार नहीं है। इसलिए इसमें लक्षण से आराम तथा विकारों से मुक्ति तथा जोड़ों की क्रियाशीलता को सुधारने के उपाय किए जाते हैं।

- **आराम एवं जोड़ों की देखभाल (Rest and joint protection)**
    - जोड़ों को तीव्र पीड़ा के समय पूर्ण आराम प्रदान करना।
    - Splint एवं braces द्वारा जोड़ों की क्रियाशीलता बनाए रखना।
    - क्रियाओं को इस तरह नियोजित करना कि जोड़ों पर तनाव कम पड़े।
    - सहायक उपकरणों जैसे cane, walker या crutches आदि का प्रयोग करना।

- **गर्म एवं ठंडे का प्रयोग (Hot and cold application)**
    - इनके उपयोग से जोड़ों के दर्द एवं ऐंठन को कम किया जा सकता है।
    - Hot pack, Paraffin wax both आदि इस पीड़ा के निवारण में सहायक होते हैं।

- **पोषण एवं व्यायाम (Nutrition and exercise)**
    - रोगी को वज़न घटाने की सलाह देना।
    - जोड़ो की क्रियाशीलता बढ़ाने के लिए रोगी को Physiotherapy देना।
    - रोगी को दर्द होने पर व्यायाम न करने की सलाह देना।
    - रोगी को संपूर्ण भोजन प्रदान करना।

- उसे आहार में प्रोटीन, विटामिन एवं फाइबर-युक्त भोजन प्रदान करना।
- रोगी की समर्थता के अनुसार उसे खाने के बर्तन प्रदान करना।

- **दवाएँ (Drugs)**
    - Salicylate – यह पीड़ा एवं प्रदाह (Inflammation) को कम करने के लिए दिया जाता है। e.g. Aspirin
    - Non-steroidal anti-inflammatory drugs (NSAIDs)–यह भी पीड़ा एवं प्रदाह को कम करने में सहायक होती है। e.g. Ibuprofen, indomethacin, diclofenac
    - Non-opioid analgesics, Acetaminophen 1000 mg QID प्रतिदिन
    - Corticosteroid – यह प्रदाह को कम करने में विशेषकर सहायक होते हैं। e.g. Methylprednisolone acetate, hydrocortisone

प्रश्न **Rheumatoid arthritis के बारे में विस्तार से लिखें।**
(Write in detail about rheumatoid arthritis)

उत्तर Rheumatoid arthritis

परिभाषा (Definition)
RA एक दीर्घकालिक, शारीरिक रोग है जिसमें Synovial जोड़ों के Connective tissue में प्रदाह होता है।

कारण (Etiology)
- ऑटो-इम्यूनिटी (Auto-immunity)– यह विशेषतः Rheumatoid factor (RF) के कारण होता है, जिसमें शरीर में उसके विरूद्ध Antibody बनने लगती है।
- अनुवांशिक (Genetic)– यह Identical tissue में अधिक पाया जाता है।
- संक्रमण (Infection)
- वातावरण (Climate)
- कुपोषण (Malnutrition)

नैदानिक लक्षण (Clinical manifestation)
- **शारीरिक लक्षण (Systemic manifestation)**
    - थकान (Fatigue)
    - भूख न लगना (Anorexia)
    - वजन घटना (Weight loss)
    - सामान्य ऐंठन (Generalized stiffness)
    - संक्रमण (Infection)
    - शारीरिक श्रम (Physical exertion)
    - मानसिक परेशानी (Emotional upset)

- **जोड़ों के लक्षण (Joint manifestation)**
  - पीड़ा (Pain)
  - ऐंठन (Stiffness)– विशेषकर प्रातःकाल में
  - गतिविधि की सीमितता (Limitation of motion)
  - प्रदाह के लक्षण (Signs of inflammation)
    - गर्मी (Heat)
    - सूजन (Swelling)
    - तनाव (Tenderness)
- **अन्य लक्षण (Other symptoms)**
  - जोड़ों के समीप की मांसपेशियों का पतला होना (Muscle wasting)।
  - तीव्र ज्वर (High-grade fever)

नैदानिक जाँच (Diagnostic test)

- इतिवृत्ति एवं शारीरिक परीक्षण (History taking and physical examination)
- रक्त जाँच (Blood test)
  - Complete blood cell count (CBC)
  - Erythrocyte sedimentation rate बढ़ा होता है।
  - Rheumatoid factor उपस्थित होता है जिसकी मात्रा 45 IU/mL से अधिक होती है।
  - Antinuclear antibody titer positive होता है।
  - C-reactive protein (CRP) प्रदाह को सूचित करता है।
- Synovial fluid analysis
- प्रभावित जोड़ों की Radiologic studies करना।

चिकित्सकीय प्रबंधन (Medical management)

- **दवाएँ (Drugs)**
  - Disease-modifying antirheumatic drugs (DMARDs)
    - Hydroxychloroquine
    - Chloroquine
  - Methotrexate
  - Gold therapy – प्रति सप्ताह इसके Injection दिए जाते हैं।
  - NSAIDs दवाएँ जैसे Celecoxib, Rofecoxib
  - Corticosteroid थैरेपी जैसे Methylprednisolone
  - अन्य दवाएँ
    - D-pencillamine
    - Azathioprine
    - Sulfasalazine

- **सर्जरी (Surgery)**
    - Synovectomy – सर्जरी द्वारा प्रभावित Synovia को हटाना।
    - Arthrodesis – जोड़ों की हड्डियों को Prosthesis द्वारा स्थिर बनाना।
    - Arthroplasty (Joint replacement) – इसमें प्रभावित जोड़ को हटा कर नया कृत्रिम जोड़ लगा दिया जाता है।
- आराम एवं जोड़ों की देखभाल (Rest and joint protection)
- गर्म एवं ठंडे का प्रयोग (Application of hot and cold) } Osteoarthritis से लिखें।
- पोषण एवं व्यायाम

नर्सिंग प्रबंधन (Nursing management)

नर्सिंग निदान (Nursing diagnosis)	अपेक्षित परिणाम (Expected output)	नर्सिंग हस्तक्षेप (Nursing intervention)
• दीर्घकालिक पीड़ा जिसका संबंध प्रदाह तथा जोड़ों के अधिक प्रयोग से है। (Chronic pain related to inflammation and overuse of joint)	पीड़ा को कम कर रोगी को आराम दिलाना।	• रोगी की पीड़ा का आंकलन करें। • पीड़ा के स्थान, विशेषता, अवधि, गुणवत्ता, तीव्रता आदि का आंकलन करना। • रोगी द्वारा अपनाये जाने वाले पीड़ा निवारक उपायों के प्रभाव का आंकलन करें। • पीड़ा को बढ़ाने वाले कारकों का निवारण करें। • रोगी को अन्य पीड़ा निवारण विधियों के बारे में सिखाएँ जैसे Relaxation, Distraction गरम पट्टी का प्रयोग आदि। • पीड़ा के निवारण के लिए दवा दें।
• क्षीण शारीरिक क्रिया जिसका संबंध जोड़ों की पीड़ा, ऐंठन तथा विकार से है। (Impaired physical mobility related to joint pain, stiffness and deformity)	शारीरिक क्रिया को अत्यधिक सक्षम तथा विकसित करना।	• जोड़ों की सीमितता तथा कार्य पर उसके प्रभाव का आंकलन करें। • रोगी की शारीरिक थेरेपी द्वारा क्षमता का विकास करना। • रोगी को जोड़ों के व्यायाम के बारे में सिखाना तथा इसका उचित नियोजन करना। • प्रभावित जोड़ों की गर्म सिकाई करना। • रोगी को Splint, जूते तथा मुद्रा के सही उपयोग के बारे में समझाना।
• बिगडी शारीरिक छवि जिसका संबंध दीर्घकालिक रोग से है। (Disturbed body image related to chronic disease)	रोगी में शारीरिक छवि के प्रति आत्मविश्वास पैदा करना।	• रोगी के धर्म, प्रजाति, लिंग, समाज की रोगी की छवि पर पड़ने वाले प्रभाव का आंकलन करें। • रोगी को अपने भय एवं चिंताओं को अभिव्यक्त करने का मौका दें। • रोगी को उसी की विकारता वाले लोगों से गिलपाएं, ताकि उसका आत्मसम्मान बढ़े।

नर्सिंग निदान *(Nursing diagnosis)*	अपेक्षित परिणाम *(Expected output)*	नर्सिंग हस्तक्षेप *(Nursing intervention)*
• अप्रभावी चिकित्सकीय प्रणाली जिसका संबंध दीर्घकालिक स्वास्थ्य समस्या से है। (Ineffective therapeutic regimen related to chronic health problem)	चिकित्सकीय प्रणाली को प्रभावी बनाना।	• रोग के प्रति रोगी के ज्ञान का आंकलन करना। • रोगी की समस्या हल करने की क्षमता का आंकलन करना। • रोगी को रोग एवं उसकी सही स्थिति से अवगत कराना। • रोगी की देखभाल में परिवार को भी शामिल करना।

प्रश्न Osteoporosis के बारे में विस्तार से लिखें। (Write in detail about osteoporosis)

उत्तर **Osteoporosis**

परिभाषा (Definition)

यह एक आयु-संबंधित चयापचय रोग (Metabolic disease) है, जिसमें हड्डियों का द्रव्यमान (Mass) कम होने लगता है तथा हड्डियों के टिसू के ढाँचे में विकार हो जाता है, इसमें हड्डियों के टूटने की प्रवृत्ति बढ़ जाती है।

कारण (Etiology)

- स्थानीय प्रदाह (Local inflammation)
- बिस्तर पर दीर्घकालिक आराम (Prolonged bed rest)
- हड्डियों का कैंसर (Bone cancer)
- 60 वर्ष से अधिक आयु (age >60 years)
- हारपरथाइरोईडिज्म (Hyperthyroidism)
- कुपोषण (Malnutrition)
- भूख न लगना (Anorexia nervosa)
- स्त्री में अधिक पाया जाना।
- Osteoporosis का इतिहास
- कैल्शियम की कमी (Diet low in calcium)
- निष्क्रिय जीवन शैली (Inactive lifestyle)
- धूम्रपान (Smoking)
- मीनोपोज के बाद (Postmenopausal)

नैदानिक लक्षण (Clinical manifestation)

- यह एक शांत रोग (Silent disease) है।
- इसका पता अचानक तनाव या गिरने के कारण होने वाले Fracture से चलता है।
- जोड़ों के हिलने पर पीड़ा (Acute pain on movement)

- Fracture की संभावना का बढ़ना (Increased risk of fracture)
- बहु–फ्रैक्चर (Multiple fracture)
- दबाव पर पीड़ा (Pain on pressure)
- लम्बाई कम होना (Decline in height)
- कूबड़ होना (Kyphosis)
- साँस लेने संबंधी समस्याएँ (Respiratory problems)

नैदानिक जाँच (Diagnostic investigation)

- इतिवृत्ति एवं शारीरिक परीक्षण (History taking and physical examination)
- रक्त जाँच (Blood test)
    - Serum calcium
    - Serum phosphorus
    - Alkaline phosphate (ALP)
- X-ray – Dual energy X-ray absorptiometry (DEXA) जो हड्डियों की Density को मापने तथा उसमें होने वाले बदलाव का पता करने में काम आता है।
- Bone mineral densitometry – इसके द्वारा भी Bone density मापी जाती है।

प्रबंधन (Management)

- दवाएँ (Drugs)
    - कैल्शियम Supplements देंगे जैस calcium carbonate, calcium gluconate आदि।
    - विटामिन डी (Vitamin D)– 400–800 IU
    - Estrogen replacement therapy – Postmenopausal महिलाओं को ये थेरेपी देंगे।
    - Calcitonin (Calcimar) and IM देंगे।
    - Bisphosphonate– यह ओस्टियोक्लास्ट की गतिविधि को कम करता है।
- पोषण (Nutrition)
    - रोगी को भोजन में कैल्शियम तथा प्रोटीन की पर्याप्त मात्रा दें।
    - भोजन में दूध, पनीर, अंडा, दही, मांस आदि दें।
    - विटामिन D के लिए रोगी को सुबह की हल्की धूप लेने की सलाह दें।

नर्सिंग प्रबंधन (Nursing management)

- रोगी के पोषण में कैल्शियम उचित मात्रा में दें।
- रोगी को ठोस बिस्तर पर सुलाएँ।
- शरीर में कैल्शियम की अधिकता को रोकने के लिए रोगी को अधिक पानी फा सेवन करने के लिए कहें।

- उसे शराब या कैफीन के सेवन को प्रतिबंधित करने को कहें।
- किसी प्रकार की चोट या गिरने से बचाने के लिए सुरक्षित वातावरण प्रदान करें।
- सुरक्षित वातावरण बनाने के लिए–
    - Bedside rail को उठा कर रखें।
    - फर्श को गीला न छोड़ें।
    - स्थिति में सावधानी पूर्वक परिवर्तन करें।
    - चलने के लिए cane या walker उपलब्ध कराएँ।
    - रोगी को कार्य करते समय सहायता प्रदान कराएँ।
- शरीर को सक्रिय एवं स्वस्थ्य रखने के लिए व्यायाम करने के लिए प्रोत्साहित करें।
- रोगी को हल्के व्यायाम करने जैसे टहलना, द्वार के कार्य आदि करने को कहें।
- भारी या तनाव युक्त कार्य करने से रोगी को रोकें।
- रोगी को उसकी अवस्था के अनुसार स्वास्थ्य शिक्षा प्रदान करें।

प्रश्न   **Uterine fibroid के बारे में बिस्तार से लिखें।**
(Write in detail about uterine fibroid)

उत्तर   Uterine fibroid

परिभाषा (Definition) – यह एक Benign ट्यूमर है जो गर्भाशय की Smooth पेशियों में होता है।

कारण (Etiology)

- यह तीस वर्ष की आयु में अधिकतर होता है।
- हॉर्मोनल विकार (Hormonal disturbances)
- मुख्यतः इसका कारण अज्ञात होता है।

नैदानिक लक्षण (Clinical manifestation)

- असामान्य गर्भाशय रक्तस्राव (Abnormal uterine bleeding)
- पीड़ा (Pain)
- दबाव के लक्षण जो समीप के अंगों को प्रभावित करते हैं (Pressure symptoms) जिसके कारण रेक्टम, मूत्राशय तथा निम्न उदरीय असहजता होती है।
- मासिक धर्म अनियमितता (Menstrual irregularities)
- एनीमिया (Anemia)
- रक्तस्राव (Hemorrhage)
- कमजोरी (Weakness)
- थकान (Fatigue)
- मूत्र त्यागने की अवधि में बढ़त (Frequent micturition)

- कब्ज (Constipation)
- गर्भपात एवं Infertility की संभावना बढ़ना।

नैदानिक जाँच (Diagnostic test)

- Ultrasonography – इसके द्वारा ट्यूमर की स्थिति तथा आकार का पता किया जाता है।
- Laparoscopy
- Uterine curettage

प्रबंधन (Management)

- **दवाएँ (Drugs)**

  दवाएँ मुख्यतः रक्तस्राव को रोकने तथा ट्यूमर के आकार को कम करने या सीमित करने के लिए दी जाती हैं। निम्नलिखित दवाएँ दी जाती है–
  - Danozol–100 mg OD
  - Prostaglandin synthetase inhibitors
  - Antifibrinolytics and tranexamic acid
  - Progestogen

- **सर्जरी (Surgery)**
  - Myomectomy
  - Endoscopic surgery
  - Hysterectomy

नर्सिंग प्रबंधन (Nursing management)

- **सर्जरी से पहले की देखभाल (Preoperative care)**
  - रोगी के अस्पताल में भर्ती होने पर उसका सामान्य परीक्षण करें।
  - रोगी के Vital signs रिकॉर्ड करें।
  - उसकी रक्त एवं मूत्र की जाँच करें तथा इसकी रिपोर्ट को दस्तावेज में लगाएँ।
  - ऑपरेशन साइट के बालों की सफाई करें।
  - रोगी के सभी दस्तावेज तैयार करें।
  - सर्जरी के लिए जाने से पहले रोगी को पूर्ण स्नान कराकर उसे अस्पताल के कपड़े पहना दें।
  - सर्जरी के एक रात पहले से रोगी को NPO रखें तथा उसके मलाशय को एनीमिया या सपोजिटरी के द्वारा खाली कराएँ।
  - रात को ठीक प्रकार से नींद आये इसके लिए रोगी को नींद की दवा दें।
  - OT में Shift करने से पहले उसे कैथेटराइज करें।

- **सर्जरी के बाद रोगी की देखभाल (Postoperative care)**
  - तत्तकाल देखभाल (Immediate care)
    - रोगी के Vital signs की नियमित एवं निरंतर जाँच करें।
    - रोगी के तापमान को सामान्य बनाए रखने के लिए उसे गर्म बनाएँ रखें।

- ○ उसके स्त्राव का निरीक्षण कर उसकी विशेषताएँ रिकॉर्ड करें।
- ○ रोगी के टाँकों वाले घाव को किसी असामान्यता के लिए जाँचें।
- पीड़ा से आराम (Pain relief)
  - ○ आरामदायक स्थिति प्रदान करें।
  - ○ पीड़ानाशक दवाएँ (Analgesic) प्रदान करना।
  - ○ आराम करने के लिए शांत एवं सुरक्षित वातावरण प्रदान करें।
- संक्रमण की रोकथाम (Prevention of infection)
  - ○ Antibiotic दवाएँ प्रदान करें।
  - ○ घाव की Dressing करते समय Aseptic तकनीक का प्रयोग करें।
  - ○ रोगी की देखभाल करने से पहले हाथों को धोएँ।
  - ○ घाव की साफ–सफाई पर विशेष ध्यान दें।
  - ○ Sterile sanitary pad का ही प्रयोग करें।
- व्यायाम (Exercise)
  - ○ रोगी को Physiotherapy की सलाह दें।
  - ○ उसे उसकी क्षमता अनुसार हल्के–फुल्के व्यायाम जैसे चलना आदि के लिए प्रोत्साहित करें।
  - ○ अत्यधिक वज़न उठाना या भारी काम करने पर प्रतिबंध लगाएँ।
- स्वास्थ्य शिक्षा (Health education)
  - ○ स्त्री एवं परिवार के सदस्यों को बीमारी की पूरी जानकारी दें।
  - ○ स्त्री को उसकी बदली छवि के प्रति सकारात्मक बनाएँ।
  - ○ योनि क्षेत्र की साफ–सफाई के बारे में समझाएँ।
  - ○ यौन संबंध संबंधित शिक्षा प्रदान करें।
  - ○ उसे संतुलित एवं पोषक आहार लेने की शिक्षा दें।
  - ○ फौलो–अप के लिए आने को प्रोत्साहित करें।

प्रश्न **Nephritis के बारे में विस्तार से लिखें। (Write in detail about nephritis)**

उत्तर Nephritis

परिभाषा (Definition)– यह गुर्दे (Kidney) में होने वाला संक्रमण है जो सूजन (Edema) उच्च–रक्तचाप (Hypertension) तथा मूत्र अल्पता (Oliguria) उत्पन्न करता है।

कारण (Etiology)

- Streptococci संक्रमण
- हिपेटाईटिस बी (Hepatitis-B)
- Mumps virus

नैदानिक लक्षण (Clinical features)

- मूत्र की मात्रा में कमी (Oliguria)
- उच्च रक्तचाप (Hypertension)

- शारीरिक सूजन (Body edema)
- चेहरे पर सूजन (Facial edema)
- मूत्र में रक्त आना (Hematuria)
- हल्का बुखार (Mild fever)
- पेट दर्द (Stomach ache)
- मिचली एवं उल्टी (Nausea and vomiting)
- घबराहट (Anxiety)
- हृदय की धड़कन का प्रतीत होना (Palpitation)

नैदानिक जाँच (Diagnostic test)

- मूत्र जाँच (Urine test)
    - Urine analysis
    - मात्रा 600 mL प्रतिदिन
    - मूत्र में प्रोटीन उपस्थित होना
- रक्त जाँच (Blood test)
    - Complete blood count
    - Leukocyte count
    - Renal function test

प्रबंधन (Management)

- दवाएँ (Drugs)
    - Antibiotics – Penicillin 6 से 7 दिन तक देंगे।
    - Analgesics – पीड़ा से आराम के लिए।
- पोषण (Nutrition)
    - रोगी को कम प्रोटीन कम वसा तथा नमक-रहित भोजन देंगे।
    - उसे सीमित द्रव पदार्थ देंगे।
    - उसे उपयुक्त कैलोरी प्रदान करें।
    - अत्यधिक मसालेदार भोजन को प्रतिबंधित करें।
    - शराब, काफी या चाय का सेवन सीमित करें।
- सूजन का उपचार (Treatment of edema)
    - द्रव की मात्रा को सीमित करें।
    - प्रतिदिन रोगी का वज़न करें।
    - Strict intake – output chart मॉनीटर करें।
- संक्रमण की रोकथाम (Infection control)
    - रोगी को अन्य रोगियों से अलग रखें।
    - रोगी की व्यक्तिगत स्वच्छता बनाएँ रखें।
    - Antibiotic दवाएँ दें।
    - रोगी को संक्रमण की रोकथाम के उपाय की जानकारी दें।

प्रश्न Acquired immunodeficiency syndrome (AIDS) के बारे में विस्तार से लिखें।
(Write in detail about AIDS)

उत्तर **AIDS**

परिभाषा (Definition)

यह एक सिंड्रोम है जो Human immunodeficiency virus (HIV) के संक्रमण के कारण उत्पन्न होता है जिसमें रोगी का प्रतिरोधी तंत्र (Immune system) प्रभावित होता है।

कारण (Casues)

यह Human immunodeficiency virus के संक्रमण द्वारा होता है। यह संक्रमण निम्नलिखित स्त्रोतों द्वारा संचरित (Transmit) होता है —

- असुरक्षित यौन संबंध (Unsafe sexual contact)
- होमोसेक्सुअल संबंध (Homosexual relationship)
- संक्रमित रक्त द्वारा (Through infected blood)
- ड्रग उपयोग (IV drug abuse)
- संक्रमित माँ के भ्रूण को अपरा द्वारा (From infected mother to fetus through placenta)
- स्तनपान द्वारा (Through breastfeeding)
- संक्रमित व्यक्ति के स्त्राव के संपर्क में आने से (Contact with the secretion of infected person)

नैदानिक लक्षण (Clinical features)

- तीव्र संक्रमण (Acute infection)
  - बुखार (Fever)
  - Lymph node में सूजन (Lymphadenopathy)
  - गले में सूजन (Sore throat)
  - सिरदर्द (Headache)
  - शारीरिक पीड़ा (Malaise)
  - मिचली (Nausea)
  - पेशीय एवं जोड़ों की पीड़ा (Muscle and joint pain)
  - अतिसार (Diarrhea)
  - त्वचा पर दाने आना (Skin rash)
- दीर्घकालिक संक्रमण (Chronic infection)
  - शुरूआती लक्षण (Early symptoms)
    - थकान (Fatigue)
    - सिरदर्द (Headache)
    - हल्का बुखार (Low-grade fever)

- ❍ रात में पसीना आना (Night sweats)
- ❍ निरंतर Lymph nodes में सूजन (Persistent lymphadenopathy)
- – बाद के लक्षण (Later symptoms)
  - ❍ निरंतर बुखार (Persistent fever)
  - ❍ रात में पसीना आने की अवधि बढ़ना (Frequent night sweats)
  - ❍ दीर्घकालिक दस्त (Chronic diarrhea)
  - ❍ बार–बार सिरदर्द की शिकायत (Recurrent headache)
  - ❍ तीव्र थकान (Severe fatigue)
  - ❍ दिन–प्रतिदिन की क्रिया करने में असमर्थता (Inability to perform activities of daily living)
  - ❍ अवसरवादी संक्रमण (Opportunistic infection)
    - ❖ *Candida*
    - ❖ Tuberculosis
    - ❖ Oral or genital herpes
    - ❖ Bacterial infections
    - ❖ Oral hairy leukoplakia
    - ❖ Kaposi's sarcoma
    - ❖ Pneumonia
    - ❖ CMV infection

नैदानिक जाँच (Diagnostic studies)

- HIV संक्रमण का निदान (Diagnosis of HIV infection)
  - – Polymerase chain reaction (PCR) इसके द्वारा HIV antigen का पता लगाया जाता है।
- अन्य जाँचें (Other test)
  - – CD4 count – 200/mL से कम मात्रा होना
  - – ELISA – यह HIV का निदान करने के लिए की जाती है।
  - – Western blot test – यह संक्रमण की प्रारम्भिक अवस्था का पता लगाने में प्रयोग किया जाता है।

प्रबंधन (Management)

- रोकथाम (Prevention)
  - – HIV/AIDS के बारे में लोगों में अधिक से अधिक जागरूकता फैलाना।
  - – लोगों में कॉण्डोम (Condom) के प्रयोग को बढ़ावा देना।

- जोखिम वर्ग के लोगों, जैसे वेश्या, संक्रमित माँ के भ्रूण आदि, का Screening test करना।
- Blood transfusion से पहले उसकी ठीक प्रकार से स्क्रीनिंग करना।
- Disposable needle का प्रयोग करना तथा बार—बार एक Needle का उपयोग न करना।
- स्वास्थ्य कार्यकर्ता द्वारा Universal safety precaution अपनाना।
- संक्रमित गर्भवती महिलाओं द्वारा बच्चों में संक्रमण के फैलने को रोकना।
- दवाएँ (Drugs)
  - Nucleoside reverse transcriptase inhibitors (NRTIs)
    - Zidovudine
    - Stavudine
    - Lamivudine
    - Combivir
  - Nucleoside reverse transcriptase inhibitors
    - Tenofovir DF
  - Non-nucleoside reverse transcriptase inhibitors (NNRTI's)
    - Nevirapine
    - Efavirenz
  - Protease inhibitors
    - Indinavir
    - Ritonavir
- **सामान्य प्रबंधन (General management)**
  - पोषक आहार प्रदान करना ताकि शारीरिक कमजोरी का उपचार किया जा सके।
  - संपूरक (Supplement) जैसे विटामिन, मिनरल आदि को आहार में सम्मिलित करना।
  - शराब, धूम्रपान तथा दवाओं के सेवन को प्रतिबंधित करना।
  - उपयुक्त आराम प्रदान करना।
  - तनाव से मुक्ति दिलाना।
  - नये संक्रमण के संपर्क से रोगी की सुरक्षा करना।
  - मानसिक देखभाल एवं सहयोग देना।
  - सपोर्ट ग्रुप की सहायता से रोगी के आत्म विश्वास एवं सकारात्मकता को बढ़ाना।

प्रश्न टिटनेस के रोगी के लिए एक नर्सिंग योजना डिजाइन करें।
(Design a nursing care plan for a patient with tetanus)

उत्तर टिटनेस रोगी के लिए नर्सिंग देखभाल योजना

नर्सिंग निदान (Nursing diagnosis)	अपेक्षित परिणाम (Expected outcome)	नर्सिंग हस्तक्षेप (Nursing intervention)
• निगलने की पेशियों की हानि से इकट्ठे हुए स्राव का श्वसन नली से न निकल पाना एवं एकत्रित होना। (Ineffective airway clearance related to accumulation of secretions results from damage to the muscles of swallowing)	• श्वसन नली को प्रभावी बनाना (Maintaining effective airway)	• व्यक्ति के श्वसन दर, मुँह के स्राव तथा छाती की गतिविधि का आंकलन करें। • यदि मुँह में अधिक स्राव है तो suction द्वारा उसे बाहर निकालें। • रोगी को left lateral स्थिति या semi-Fowler's स्थिति में लिटाएँ। • यदि श्वसन में तीव्र समस्या है तो रोगी को artificial respirator/ventilator द्वारा श्वसन क्रिया प्रदान करें। • प्रत्येक 15 मिनट में रोगी के श्वसन की दर एवं स्थिति का आंकलन करें एवं इसे रिकॉर्ड करें।
• Aspiration का जोखिम जिसका संबंध निगलने की असक्षमता तथा चेतना की कमी से है। (Risk for aspiration related to swallowing disorder and loss of consciousness)	• Aspiration की रोकथाम करना। (To prevent aspiration)	• रोगों की चेतना के स्तर तथा उसके निगलने की क्षमता का आंकलन करें। • उसे semi-Fowler's या left lateral स्थिति प्रदान करें। • नियमित एवं आवश्यकता अनुसार रोगी का suction करें। • स्राव के निष्कासन के लिए रोगी को chest physiotherapy दें। • रोगी के vital signs को समय-समय पर जाँच करें, तथा रिकॉर्ड करें।
• क्षति होने का जोखिम जिसका संबंध पेशियों की ऐंठन से है। (Risk for injury related to stiffness of muscles)	• क्षति होने की रोकथाम करना (To prevent injury)	• रोगी में झटके आने के लक्षणों को मॉनीटर करें। • उसके आस-पास से क्षति पहुँचाने वाली वस्तुएँ हटा देंगे। • उसे झटके रोकने के लिए anti-convulsive दवाएँ देंगे। • झटके आने के दौरान उनका प्रबंधन करेंगे। • टिटनस के toxin कम करने के लिए Tetanus inmunoglobulin देंगे। • रोगी का करीबी अवलोकन करेंगे।

MULTIPLE CHOICE QUESTIONS

1. रेटीना के अलग होने के लक्षण हैं?
    A symptom of retinal detachment:
    (a) डॉयप्लोपिया (Diplopia)
    (b) आँखों में तीव्र पीड़ा (Severe eye pain)
    (c) अचानक अंधापन (Sudden blindness)
    (d) रोशनी की तेज किरण (Bright flashes of light)
    उत्तर (d) रोशनी की तेज किरण (Bright flashes of light)

2. कान का वह भाग जिसमें सुनने के रिसेप्टर्स होते हैं?
    The part of the ear that contains the receptors for hearing.
    (a) मध्यकान (Middle ear)
    (b) कोक्लिया (Cochlea)
    (c) आट्रिकल (Otricle)
    (d) सेक्यूल (Sacule)
    उत्तर (b) कोक्लिया (Cochlea)

3. ओप्टिक नर्वस की कपाल गुहा में क्रास होने को ———————
    कहते हैं।
    Crossing of optic nerves in the cranial cavity.
    (a) मेकुला (Macula)
    (b) अंधी बिन्दु (Blind spot)
    (c) ओप्टिक मार्ग (Optic tract)
    (d) ओप्टिक चियाज्मा (Optic chiasma)
    उत्तर (d) ओप्टिक चियाज्मा (Optic chiasma)

4. रोडोप्सिन का आवश्यक घटक है–
    A necessary component of rhodopsin:
    (a) विटामिन A (Vitamin A)
    (b) विटामिन बी–6 (Vitamin B-6)
    (c) विटामिन सी (Vitamin C)
    (d) विटामिन डी (Vitamin D)
    उत्तर (a) विटामिन A (Vitamin A)

5. कान में आसिकल कहाँ स्थित होते हैं?
    The ear ossicles are located in:
    (a) बाहरी कान (External ear)
    (b) मध्य कान (Middle ear)

    (c) आंतरिक कान (Internal ear)

    (d) इनमें से कोई नहीं (None of the above)

उत्तर (b) मध्य कान (Middle ear)

6. लेबरिंथेक्टमी ———————————————— का उपचार है।

    Labyrinthectomy is the treatment of __________

    (a) आटोस्क्लेरोसिस (Otosclerosis)

    (b) ओटाईटिस मीडिया (Otitis media)

    (c) मेनियरस रोग (Meniere's disease)

    (d) ट्राईजेमिनल न्यूराल्जिया (Trigeminal neuralgia)

उत्तर (c) मेनियरस रोग (Meniere's disease)

7. लेबरिंथेक्टमी का परिणाम है–

    Labyrinthectomy results in:

    (a) पीड़ा से आराम (Absence of pain)

    (b) स्थाई बहरापन (Permanent deafness)

    (c) एनोस्मिया (Anosmia)

    (d) टिनिटस (Tinitus)

उत्तर (b) स्थाई बहरापन (Permanent deafness)

8. नर्व का बहरापन किस नर्व की क्षति से होता है?

    Nerve deafness results from damage to which of the following nerve?

    (a) Cochlear nerve

    (b) Vestibular nerve

    (c) Trigeminal nerve

    (d) Vagus nerve

उत्तर (a) Cochlear nerve

9. आँखों की लेन्स का अपारदर्शी होना कहलाता है–

    Opacity of the ocular lens is called:

    (a) मोतियाबिन्द (Cataract)

    (b) ग्लूकोमा (Glaucoma)

    (c) मायोपिया (Myopia)

    (d) हाईपरमेट्रोपिया (Hypermetropia)

उत्तर (a) मोतियाबिन्द (Cataract)

10. इंट्राओक्यूलर दबाव के बढ़ने को कहते हैं–

    Increased intraocular pressure is called:

    (a) मोतियाबिन्द (Cataract)

    (b) ग्लूकोमा (Glaucoma)

    (c) मायोपिया (Myopia)

    (d) हाईपरमेट्रोपिया (Hypermetropia)

उत्तर (b) ग्लूकोमा (Glaucoma)

11. ट्रेबिक्यूलेक्टमी ____________का सर्जिकल उपचार है।

Trabeculectomy is the surgical treatment for____________

(a) Chronic open-angle glaucoma

(b) Acute closed-angle glaucoma

(c) Chronic closed-angle glaucoma

(d) Detached retina

उत्तर (a) Chronic open-angle glaucoma

12. आंतरिक कान के एण्डोलिम्फेटिक तंत्र के विस्तारण के कारण उत्पन्न होने वाले रोग को कहते हैं।

Disease of inner ear causing dilation of the endolymphatic system:

(a) मेनियरस रोग (Meniere's disease)

(b) ओटोस्क्लेरोसिस (Otosclerosis)

(c) ओटाईटिस मीडिया (Otitis media)

(d) निस्टेगमस (Nystagmus)

उत्तर (a) मेनियरस रोग (Meniere's disease)

13. नई स्पंजी हड्डी के लिबरिंथ में बनने के कारण स्टेपीस के स्थिर होने पर होने वाला रोग है–

Disorder characterized by formation of a new spongy bone in the labyrinth causing fixation of the stapes:

(a) मेनियरस रोग (Meniere's disease)

(b) ओटोस्क्लेरोसिस (Otosclerosis)

(c) ओटाईटिस मीडिया (Otitis media)

(d) निस्टेगमस (Nystagmus)

उत्तर (b) ओटोस्क्लेरोसिस (Otosclerosis)

14. स्टेपीडेक्टमी वाले रोगी को सर्जरी के बाद क्या महत्वपूर्ण देखभाल देनी चाहिए?

An important postoperative care for a patient undergone stapedectomy:

(a) गेग रिफ्लेक्स जाँचना (Checking gag reflex)

(b) स्वतंत्रतापूर्वक कार्य करने को बढ़ाना (Encourage independence)

(c) रोगी को नाक साफ करने से मना करना (Instruct the client not to blow the nose)

(d) रोगी को आपरेशन वाली तरफ सुलाना (Position the client on the operative site)

उत्तर (c) रोगी को नाक बहाने से मना करना (Instruct the client not to blow the nose)

15. मायोकार्डियम की अपर्याप्त रक्तापूर्ति से उत्पन्न पीड़ा को कहते हैं–

    The chest pain resulting from inadequate blood supply to the myocardium:
    (a) Myocardial infarction
    (b) Angina pectoris
    (c) Atherosclerosis
    (d) Arteriosclerosis

उत्तर (a) Myocardial infarction

16. तीव्र Myocardial infarction होने का मुख्य स्थान है–

    The most common site of acute myocardial infarction is:
    (a) Posterior wall of right ventricle
    (b) Posterior wall of left ventricle
    (c) Anterior wall of right ventricle
    (d) Anterior wall of left ventricle

उत्तर (d) Anterior wall of left ventricle

17. वह मात्रा जो प्रत्येक संकुचन के साथ हृदय से बाहर आती है उसे कहते हैं–

    The amount of blood ejected from the ventricle with each contraction:
    (a) Cardiac output
    (b) Cardiac volume
    (c) Stroke volume
    (d) Cardiac capacity

उत्तर (c) Stroke volume

18. हिपेरिन का एंटीडोज है–

    Antidote of heparin:
    (a) Protamine
    (b) Promethazine
    (c) Probenecid
    (d) Warfarin

उत्तर (a) Protamine

19. हृदय विफलता के रोगी के लिए उपयुक्त दवा है–

    Drug of choice for patients with heart failure:
    (a) Propranolol
    (b) Lasix
    (c) Heparin
    (d) Digoxin

उत्तर (d) Digoxin

20. मनुष्य के हृदय का औसत वजन है–

Average weight of the heart in human being:
(a) 100 gm
(b) 300 gm
(c) 500 gm
(d) 750 gm

उत्तर (b) 300 gm

21. असामान्य हृदय लय को कहते हैं–

Abnormal heart rhythms are:
(a) डिस्रिथमिया (Dysrhythmia)
(b) नाड़ी स्पंदन बढ़ना (Tachycardia)
(c) नाड़ी स्पंदन घटना (Bradycardia)
(d) पैरोक्सिसमल नोक्टरर्नल डिस्पनिया (Paroxysmal nocturnal dyspnea)

उत्तर (a) डिस्रिथमिया (Dysrhythmia)

22. सायनस ट्रेकीकार्डिया में हृदय दर ——————————से अधिक होती है

In sinus tachycardia heart rate is more than.
(a) 100 बीट प्रतिमिनट
(b) 120 बीट प्रतिमिनट
(c) 140 बीट प्रतिमिनट
(d) 150 बीट प्रतिमिनट

उत्तर (a) 100 बीट प्रतिमिनट

23. हृदय का पेसमेकर है–

The pacemaker of the heart is:
(a) SA node
(b) AV node
(c) Bundle of His
(d) Purkinje fibers

उत्तर (a) SA node

24. MI में पीड़ा से आराम प्रदान करने के लिए दी जाने वाली दवा है–

Drug used to relieve pain in MI is:
(a) Digoxin
(b) Morphine sulfate
(c) Heparin
(d) Sodium nitroprusside

उत्तर (b) Morphine sulfate

25. वह हृदय एन्जाइम जो **MI** होने का विशिष्ट सूचक है–

The cardiac enzyme that is very specific indicator of MI:

(a) ट्रोपोनिन I (Troponin I)

(b) SGOT

(c) SGPT

(d) ALT

उत्तर (a) ट्रोपोनिन I (Troponin I)

26. जब हृदय शरीर की आवश्यकता अनुसार रक्त पम्प नहीं कर पाता तथा क्रियात्मक रूप से कमजोर हो जाता है उसे कहते हैं–

Functional disorder of the heart in which the heart cannot pump blood to meet the needs of the body:

(a) MI

(b) Angina pectoris

(c) RVH

(d) Heart failure

उत्तर (d) Heart failure

27. डिफिब्रिलेशन में आवश्यक ऊर्जा की मात्रा है–

The amount of energy used for defibrillation:

(a) 100 J

(b) 200 J

(c) 350 J

(d) 400 J

उत्तर (b) 200 J

28. पहले से सेट वोल्टेज पर कार्डियक अरेस्ट के समय विद्युत ऊर्जा देने को कहते हैं–

Delivering electric voltage of preset voltage to the heart during cardiac arrest:

(a) कार्डियोवर्जन (Cardioversion)

(b) डिफिब्रिलेशन (Defibrillation)

(c) कार्डियोमायोपेथी (Cardiomyopathy)

(d) एंजियोपेथी (Angiopathy)

उत्तर (b) डिफिब्रिलेशन (Defibrillation)

29. CPR के दौरान छाती के दबाव की गहराई होनी चाहिए–

The depth of chest compression given in CPR is:

(a) 1 इंच (1 inch)

(b) 1½ इंच (1½ inch)

(c) 2 इंच (2 inch)

(d) 2½ इंच (2½ inch)

उत्तर (b) 1½ इंच (1½ inch)

30. एक फिब्रिनोलायटिक एजेंट है __________ |

    A fibrinolytic agent is ______
    (a) Dopamine
    (b) Dobutamine
    (c) Streptokinase
    (d) Sodium nitroprusside

उत्तर (c) Streptokinase

31. एक वेसोडायलेटर दवा है–

    A vasodilator drug is:
    (a) Sorbitrate
    (b) Streptokinase
    (c) Urokinase
    (d) Metoprolol

उत्तर (a) Sorbitrate

32. **Paroxysmal nocturnal dyspnea देखा जाता है–**

    Paroxysmal nocturnal dyspnea is seen in:
    (a) दाहिने हृदय विफलता (Right-sided heart failure)
    (b) बाँए हृदय विफलता (Left-sided heart failure)
    (c) कार्डियक अरेस्ट (Cardiac arrest)
    (d) कार्डियक एरिथमिया (Cardiac arrhythmia)

उत्तर (b) बाँए हृदय विफलता (Left-sided heart failure)

33. गुलाबी झागदार बलगम ________________ का चिन्ह है।
    Pink frothy sputum is a sign of:
    (a) MI
    (b) Angina pectoris
    (c) Pulmonary edema
    (d) Cardiac arrhythmia

उत्तर (c) Pulmonary edema

34. वह विद्युत उपकरण जो हृदय पेशियों को बार–बार विद्युत उद्दीपक प्रदान करता है–

    Electronic devices that provides repetitive electrical stimulation to the heart muscles:
    (a) ECG
    (b) पेसमेकर (Pacemaker)
    (c) डीफिब्रिलेटर (Defibrillator)
    (d) इन्ट्राएओर्टिक बैलून पम्प (Intra-aortic ballon pump)

उत्तर (b) पेसमेकर (Pacemaker)

35. एरिथ्रोसाइट की संख्या में अनियंत्रित बढ़ोत्तरी को कहते हैं–

Malignant increase in the number of erythrocytes is called:

(a) एनीमिया (Anemia)

(b) थेलेसीमिया (Thalassemia)

(c) पोलीसायथीमीया (Polycythemia)

(d) थ्रोम्बोसाइटोपीनिया (Thrombocytopenia)

उत्तर (c) पोलीसायथीमीया (Polycythemia)

36. एन्जाइना पेक्टोरिस चिन्ह है–

Angina pectoris is a sign of:

(a) Myocardial ischemia

(b) Myocardial infarction

(c) Coronary thrombosis

(d) Mitral insufficiency

उत्तर (a) Myocardial ischemia

37. रक्त का थक्का बनने में आवश्यकता होती है–

Blood clotting requires the presence of:

(a) लौह (Iron)

(b) कैल्शियम (Calcium)

(c) फ्लोराइड (Fluoride)

(d) क्लोराइड (Chloride)

उत्तर (b) कैल्शियम (Calcium)

38. एक रोगी जो वार्फरिन दवा ले रहा है, उसे डॉक्टर के पास जाना चाहिए जब–

A Patient receiving warfarin should report to the doctor when:

(a) मूत्र में खून हो (Hematuria)

(b) कब्ज हो (Constipation)

(c) साँस लेने में तकलीफ हो (Dyspnea)

(d) खुजली हो (Pruritus)

उत्तर (a) मूत्र में खून हो (Hematuria)

39. विश्व हृदय दिवस मनाया जाता है–

World Heart Day is observed on:

(a) 21 सितम्बर (21 September)

(b) 28 सितम्बर (28 September)

(c) 10 अक्टूबर (10 October)

(d) 14 अगस्त (14 August)

उत्तर (b) 28 सितम्बर (28 September)

40. एन्जाइना के रोगी को दी जाने वाली दवा है–

A medication given to a patient with angina:

(a) Digoxin
(b) Sorbitrate
(c) Metoprolol
(d) Lidocaine

उत्तर (b) Sorbitrate

41. चेतनावस्था में हृदय के स्पंदन का आभास होता है–

The conscious awareness of rapid heartbeat experienced by a person:

(a) टेकीकार्डिया (Tachycardia)

(b) पेल्पिटेशन (Palpitation)

(c) ब्रेडीकार्डिया (Bradycardia)

(d) सिनकोप (Syncope)

उत्तर (b) पेल्पिटेशन (Palpitation)

42. हृदय रोग में की जाने वाली नैदानिक जाँच हैं–

Diagnostic procedure done in heart disease:

(a) EEG
(b) ECG
(c) EMG
(d) USG

उत्तर (b) ECG

43. टेकीकार्डिया का अर्थ है–

Tachycardia means:

(a) बढ़ा रक्तचाप (Elevated BP)

(b) तेज पल्स (Rapid pulse)

(c) बढ़ा तापमान (Elevated temperature)

(d) तेज श्वसन (Rapid respiration)

उत्तर (b) तेज पल्स (Rapid pulse)

44. स्थिति जिसका उपयोग शॉक तथा कम होते रक्तचाप के उपचार में किया जाता है–

The position used to treat shock and decreased blood pressure:

(a) लिथोटोमी स्थिति (Lithotomy position)

(b) ट्रेनडेलेनबर्ग स्थिति (Trendelenburg's position)

(c) सिमस स्थिति (Sim's position)

(d) इनमें से कोई नहीं (None of the above)

उत्तर (b) ट्रेनडेलेनबर्ग स्थिति (Trendelenburg's position)

45. मानव एल्ब्युमिन उदाहरण है–

Human albumin is an example of:
(a) Crystalloid
(b) Amino acid solution
(c) Colloid solution
(d) Fat emulsion

उत्तर (c) Colloid solution

46. **Nitroglycerine** को सबलिंग्युअल दिया जाता है ताकि ____________ के विस्तारण द्वारा उत्पन्न पीड़ा कम हो सके।

Nitroglycerine is given sublingually to relieve pain by vasodilatation of:
(a) पल्मोनरी धमनी (Pulmonary artery)
(b) कोरोनरी धमनी (Coronary artery)
(c) एयोर्टिक धमनी (Aortic artery)
(d) केरोटिड धमनी (Carotid artery)

उत्तर (b) कोरोनरी धमनी (Coronary artery)

47. सामान्य ब्लीडिंग समय होता है–

Normal bleeding time is:
(a) 1–3 मिनट
(b) 6–10 मिनट
(c) 3–6 मिनट
(d) 10–12 मिनट

उत्तर (b) 6–10 मिनट

48. दाहिने वेंट्रिकल का विस्तारण जो कि पल्मोनरी कारण से होता है–

Right ventricular enlargement due to pulmonary problem is called:
(a) कार्डियक टेम्पोनेड (Cardiac tamponade)
(b) कोर पल्मोनेल (Cor pulmonale)
(c) कार्डियोमायोपैथी (Cardiomyopathy)
(d) एम्फाइसेमा (Emphysema)

उत्तर (b) कोर पल्मोनेल (Cor pulmonale)

49. एंटीफंगल दवा है–

Antifungal agent is:
(a) Amphotericin B
(b) Adenine arabinoside
(c) Adriamycin
(d) Amantadine

उत्तर (a) Amphotericin B

50. विटामिन K के क्या कार्य हैं?

Functions of vitamin K is:

(a) घाव भरना (Wound healing)

(b) स्वस्थ हड्डी एवं दाँत बनाना (Formation of healthy bones and teeth)

(c) रक्त का थक्का बनना (Clotting of blood)

(d) कैल्शियम का अवशोषण (Calcium absorption)

उत्तर (c) रक्त का थक्का बनाना (Clotting of blood)

51. ग्रुप ए बीटा हिमोलिटिक स्ट्रेपटोकोकाई के संक्रमण का संबंध हैं–

Infection of group A beta hemolytic streptococci is associated with:

(a) हिपेटाईटिस (Hepatitis)

(b) रियूमेटोइड आर्थ्राइटिस (Rheumatoid arthritis)

(c) रियूमेटिक बुखार (Rheumatic fever)

(d) मेनिनजाइटिस (Meningitis)

उत्तर (c) रियूमेटिक बुखार (Rheumatic fever)

52. सामान्य CVP होता है–

Normal CVP is _______.

(a) 4–10 cm of water

(b) 60–120 cm of water

(c) 20–40 cm of water

(d) 40–60 cm of water

उत्तर (a) 4–10 cm of water

53. ऐनासारका का अर्थ है–

Anasarca is ______

(a) सामान्य थकान (General malaise)

(b) आँखों के आस-पास एडीमा (Periorbital edema)

(c) गड्ढेदार एडीमा (Pitting edema)

(d) पूर्ण शारीरिक एडीमा (Generalized edema)

उत्तर (d) पूर्ण शारीरिक एडीमा (Generalized edema)

54. SLE किस का रोग है?

SLE is a disease of _________.

(a) हड्डी (Bone)

(b) लाल कोशिका (Erythrocytes)

(c) कनेक्टिव ऊतक (Connective tissue)

(d) जोड़ों का (Joints)

उत्तर (c) कनेक्टिव ऊतक (Connective tissue)

55. प्लेटलेट कब रोगी को नहीं देने चाहिए?

Platelet should not be administered under which of the following conditions?

(a) जब प्लेटलेट बैग ठंडा हो (The platelet bag is cold)

(b) प्लेटलेट दो दिन पुराने हो (Platelets are 2 days old)

(c) प्लेटलेट बैग सामान्य रूम के तापमान पर हो (The platelet bag is at room temperature)

(d) प्लेटलेट 12 घंटे पुराने हो (Platelets are 12 hours old)

उत्तर (a) जब प्लेटलेट बैग ठंडा हो (The platelet bag is cold)

56. MI के रोगी को पीड़ा होने पर Aspirin दी जाती है क्योंकि इसका कार्य है–

Aspirin is administered to the client experiencing an MI because of its:

(a) Antipyretic action

(b) Antithrombotic action

(c) Antiplatelet action

(d) Analgesic action

उत्तर (c) Antiplatelet action

57. वह रक्त समूह जिसमें कोई एंटीबाडी नहीं होती है–

The blood group which contains no antibodies:

(a) A

(b) B

(c) AB

(d) O

उत्तर (c) AB

58. रोगी की निष्क्रिय रूप से साँस लेने की प्रक्रिया को कहते हैं–

A method of making the victim to breath passively:

(a) कृत्रिम श्वसन (Artificial respiration)

(b) स्वाभाविक श्वसन (Spontaneous respiration)

(c) गहरा श्वसन (Deep breathing)

(d) कॉसमाल श्वसन (Kussmaul's breathing)

उत्तर (a) कृत्रिम श्वसन (Artificial respiration)

59. बर्जर रोग के रोगी में प्राथमिक लक्ष्य होता है _____________ की रोकथाम करना।

The primary goal for the client with Burger's disease is to prevent:

(a) Embolus का बनना (Formation of embolus)

(b) Fat embolus का बनना (Formation of fat embolus)

(c) थ्रोम्बस का बनना (Formation of thrombus)

(d) थ्रोम्बोफ्लेबाइटिस (Thrombophlebitis)

उत्तर (c) थ्रोम्बस का बनना (Formation of thrombus)

60. टीनिया कार्पोरिस को _______________ भी कहते हैं।
Tinea corporis is also known as ___________.
(a) शरीर का दाद (Ringworm of the body)
(b) स्कैल्प का दाद (Ringworm of scalp)
(c) ग्रोइन का दाद (Ringworm of groin)
(d) उपरोक्स सभी (All the above)
उत्तर (a) शरीर का दाद (Ringworm of the body)

61. *बी. आ. सी. ए 2 जीन* में म्यूटेशन से _________ होता है।
Mutation of *BRCA–2* gene causes:
(a) फुप्फुस कैंसर (Lung cancer)
(b) प्रोस्टेट कैंसर (Prostate cancer)
(c) स्तन कैंसर (Breast cancer)
(d) त्वचा कैंसर (Skin cancer)
उत्तर (c) स्तन कैंसर (Breast cancer)

62. कौन सा निदानात्मक परीक्षण टाईफाइड के लिए प्रयोग किया जाता हैं?
Which diagnostic test is used for typhoid?
(a) मैन्टोक्स टेस्ट (Mantoux test)
(b) विडाल टेस्ट (Widal test)
(c) मूत्र टेस्ट (Urine test)
(d) इनमें से कोई नहीं (None of the above)
उत्तर (b) विडाल टेस्ट (Widal test)

63. वह उपकरण जो कान के परीक्षण के लिए इस्तेमाल करते हैं, वह है–
An instrument used for examination of ear:
(a) सिस्टोस्कोप (Cystoscope)
(b) एण्डोस्कोप (Endoscope)
(c) ऑटोस्कोप (Otoscope)
(d) फीटोस्कोप (Fetoscope)
उत्तर (c) ऑटोस्कोप (Otoscope)

64. नाइट्रोग्लिसरीन _______________ के उपचार में प्रयोग करते हैं।
Nitroglycerine is used for treatment of _______________.
(a) हेपेटाइटिस (Hepatitis)
(b) एन्जाइना पेक्टोरिस (Angina pectoris)
(c) एनीमिया (Anemia)
(d) इनमें से कोई नहीं (None of the above)
उत्तर (b) एन्जाइना पेक्टोरिस (Angina pectoris)

65. हड्डी के संक्रमण से आप क्या समझते हैं?
    What do you mean by infection of bone?
    (a) ऑस्टियोपोरोसिस (Osteoporosis)
    (b) ऑस्टियोमेलाइटिस (Osteomyelitis)
    (c) ऑस्टियोमलेशिया (Osteomalacia)
    (d) सेलुलाइटिस (Cellulitis)
उत्तर (b) ऑस्टियोमेलाइटिस (Osteomyelitis)

66. इनमें से पानी से जन्मी कौन सी बीमारी है?
    Which among the following is a waterborn disease?
    (a) मलेरिया (Malaria)
    (b) टाइफॉइड (Typhoid)
    (c) टिटेनी (Tetany)
    (d) मम्पस (Mumps)
उत्तर (b) टाइफॉइड (Typhoid)

67. सोडियम की सामान्य मात्रा होती है–
    Normal value of sodium is:
    (a) 80–90 mEq/L
    (b) 135–143 mEq/L
    (c) 180–190 mEq/L
    (d) 190–210 mEq/L
उत्तर (b) 135-143 mEq/L

68. तीव्र ग्लूकोमा का लक्षण इसके अलावा ये सभी हो सकते हैं–
    The symptoms of acute glaucoma may include all the following,
    except
    (a) आँखों में दर्द (Pain in the eye)
    (b) आँखों से कम दिखना (Early loss of vision)
    (c) सिरदर्द (Headache)
    (d) खुजली (Itching)
उत्तर (d) खुजली (Itching)

69. एड्स का बचाव हो सकता है–
    AIDS can be prevented by________.
    (a) शादी से बाहर संबंध न बनाना (Avoiding extramarital relationship)
    (b) शराब छोड़ना (Avoiding alcohol)
    (c) धुम्रपान छोड़ना (Avoiding smoking)
    (d) उपरोक्त सभी (All of the above)
उत्तर (a) शादी से बाहर संबंध न बनाना (Avoiding extramarital relationship)

70. कोपलिकस बिन्दु इनमें दिखाई देते हैं–
Koplik's spots are seen in________.
(a) खसरा (Measles)
(b) टायफॉइड (Typhoid)
(c) स्कैबीज (Scabies)
(d) टीबी (TB)

उत्तर (a) खसरा (Measles)

71. इंट्राओकुलर दबाव को मापने के लिए इस उपकरण का प्रयोग किया जाता है–
Intraocular pressure is monitored by which instrument?
(a) गैलवेनोमीटर (Galvanometer)
(b) मैनोमीटर (Manometer)
(c) टोनोमीटर (Tonometer)
(d) ग्लूकोमीटर (Glucometer)

उत्तर (c) टोनोमीटर (Tonometer)

72. एन्ट्रिक बुखार का दूसरा नाम है–
Enteric fever is also called as________
(a) मलेरिया (Malaria)
(b) पीला बुखार (Yellow fever)
(c) टायफाइड (Typhoid)
(d) तेज बुखार (Hyperpyrexia)

उत्तर (c) टायफॉइड (Typhoid)

73. प्रोस्टेट-स्पेसिफिक एंटीजन की मात्रा कब बढ़ती है?
Prostate-specific antigen (PSA) is elevated in________.
(a) तीव्र गुर्दा विफलता (Acute renal failure)
(b) दीर्घकालिक गुर्दा विफलता (Chronic renal failure)
(c) पायलोनेफ्राइटिस (Pyelonephritis)
(d) बिनाइन प्रोस्टेट सिंड्रोम (Benign prostate syndrome)

उत्तर (d) बिनाइन प्रोस्टेट सिंड्रोम (Benign prostate syndrome)

74. BPH में सबसे आम सर्जरी है–
Most common type of surgery for BPH is:
(a) Suprapubic prostatectomy
(b) Perineal prostatectomy
(c) Transurethral resection
(d) Retropubic prostatectomy

उत्तर (c) Transurethral resection

75. ब्लेफराइटिस किस अंग में होता है?

Blepharitis occurs in which organ?

(a) पलक (Eyelid)

(b) रेटिना (Retina)

(c) कोर्निया (Cornea)

(d) आइरिस (Iris)

उत्तर (a) पलक (Eyelid)

76. फाइलेरिया का दूसरा नाम है—

Other name of filaria is:

(a) Elephantiasis

(b) Tonsilitis

(c) Encephalitis

(d) Encephalopathy

उत्तर (a) Elephantiasis

77. अंधेपन का मुख्य कारण हैं—

Main cause of blindness is:

(a) ट्रेकोमा (Trachoma)

(b) ग्लूकोमा (Glaucoma)

(c) मोतियाबिन्द (Cataract)

(d) रिफरेक्टरी खराबी (Refractory error)

उत्तर (c) मोतियाबिन्द (Cataract)

78. कापोसी सारकोमा किस रोग का लक्षण है?

Kaposi sarcoma is a feature of which disease?

(a) एड्स (AIDS)

(b) खसरा (Measles)

(c) मेनिनजाइटिस (Meningitis)

(d) रियूमेटिक बुखार (Rheumatic fever)

उत्तर (a) एड्स (AIDS)

79. पूर्ण रक्त को संग्रहित करने के लिए क्या तापमान होता है?

What is the temperature for storage of whole blood cell?

(a) 8°C

(b) 4°C

(c) –8°C

(d) –4°C

उत्तर (b) 4°C

80. डोपसोन दवा किस रोग के लिए दी जाती है?

    Dapsone drug is given for which disease:

    (a) क्षयरोग (Tuberculosis)

    (b) कुष्ठरोग (Leprosy)

    (c) एड्स (AIDS)

    (d) मलेरिया (Malaria)

उत्तर (b) कुष्ठरोग (Leprosy)

81. आर्टीरियोस्क्लोरोसिस का अर्थ होता है–

    Arteriosclerosis means________.

    (a) धमनी का कठोर होना (Hardening of artery)

    (b) धमनी का मुलायम होना (Softening of artery)

    (c) धमनी का मुड़ना (Folding of artery)

    (d) धमनी का फैलना (Dilation of artery)

उत्तर (a) धमनी का कठोर होना (Hardening of artery)

82. रक्त को चढ़ाने के बाद होने वाली एलर्जी को कहते हैं–

    Allergy which may arise after blood transfusion is called________.

    (a) बुखार (Fever)

    (b) सायनुसाइटिस (Sinusitis)

    (c) अर्टिकेरिया (Urticaria)

    (d) व्हीजिंग (Wheezing)

उत्तर (c) अर्टिकेरिया (Urticaria)

83. मेस्टेक्टमी का अर्थ है–

    Mastectomy means __________.

    (a) लसिका ग्रंथि को निकालना (Removal of lymph node)

    (b) स्तन को निकालना (Removal of breast)

    (c) मेस्टोइड प्रोसेस को निकालना (Removal of mastoid process)

    (d) मास्टर ग्रंथि को निकालना (Removal of master gland)

उत्तर (b) स्तन को निकालना (Removal of breast)

84. चिकेन पाक्स रोग फैलता है–

    Chicken pox spreads through:

    (a) संक्रमित पानी से (Infected water)

    (b) एक व्यक्ति द्वारा दूसरे व्यक्ति को (From one person to another)

    (c) संदूषित खाद्य पदार्थ (Contaminated food)

    (d) संक्रमित सुई (Infected needle)

उत्तर (b) एक व्यक्ति द्वारा दूसरे व्यक्ति को (From one person to another)

85. कूल्हे का फ्रैक्चर अधिक पाया जाता है ___________ में।
    Hip fracture occurs mostly in___________.
    (a) पुरूष (Male)
    (b) स्त्री (Female)
    (c) बच्चे (Children)
    (d) सभी (All the above)

उत्तर (b) स्त्री (Female)

86. कुष्ठ रोग की इन्क्यूबेशन अवधि है–
    Incubation period of leprosy is ___________.
    (a) 2–5 वर्ष
    (b) 3–6 हफ्ते
    (c) 1–15 दिन
    (d) 15– 45 दिन

उत्तर (a) 2–5 वर्ष

87. पानी से डर किस रोग का लक्षण है?
    Hydrophobia is symptom of which disease?
    (a) प्लेग (Plague)
    (b) रेबीज़ (Rabies)
    (c) खसरा (Measles)
    (d) डिप्थीरिया (Diphtheria)

उत्तर (b) रेबीज़ (Rabies)

88. टिटनस रोग का कौन सा लक्षण है?
    The symptom of tetanus is________.
    (a) लॉक जॉ (Lockjaw)
    (b) ओपिस्थोटोनस (Opisthotonus)
    (c) राइसस सारडोनिकस (Risus sardonicus)
    (d) उपरोक्त सभी (All the above)

उत्तर (d) उपरोक्त सभी (All the above)

89. वेबर टेस्ट किसके लिए किया किया जाता है?
    Weber's test is done for___________.
    (a) दृष्टि (Vision)
    (b) सुनना (Hearing)
    (c) सूंघना (Smell)
    (d) स्वाद (Taste)

उत्तर (b) सुनना (Hearing)

90 मेस्टाईटिस इस जीवाणु के कारण होता है–

Mastitis is caused by this bacteria__________.

(a) सुडोमोनास (*Pseudomonas*)

(b) स्ट्रेप्टोकोकस (*Streptococcus*)

(c) मोनोकोकस (*Monococcus*)

(d) स्टेफाइलोकोकस (*Staphylococcus*)

उत्तर (d) स्टेफाइलोकोकस (*Staphylococcus*)

91. CD4 काउंट किस रोग में घटता है?

CD4 count decreases in which disease________.

(a) रेबीज़ (Rabies)

(b) एड्सं (AIDS)

(c) हरपीज़ (Herpes)

(d) चिकेंन पाक्स (Chicken pox)

उत्तर (b) एड्स (AIDS)

92. हरपीज जोस्टर शरीर में किसे प्रभावित करता है?

Herpes zoster affects which part of the body_______.

(a) लिगामेंट (Ligament)

(b) पेशियाँ (Muscles)

(c) हड्डियाँ (Bones)

(d) नर्वस (Nerves)

उत्तर (d) नर्वस (Nerves)

93. डाट्स दवाओं को इस रोग के उपचार में दिया जाता है?

DOTS medicine is used for the treatment of which disease?

(a) क्षयरोग (Tuberculosis)

(b) कुष्ठरोग (Leprosy)

(c) एड्स (AIDS)

(d) मलेरिया (Malaria)

उत्तर (a) क्षयरोग (Tuberculosis)

94. हड्डी के मेलिगनेन्ट ट्यूमर को कहते हैं?

A malignant bone tumor is ________.

(a) ओस्टियोब्लास्टोमा (Osteoblastoma)

(b) ओस्टियोसारकोमा (Osteosarcoma)

(c) ओस्टियोक्लास्टोमा (Osteoclastoma)

(d) ओस्टियोपोरोसिस (Osteoporosis)

उत्तर (b) ओस्टियोसारकोमा (Osteosarcoma)

95. कान में घंटी बजने के आभास को कहते हैं–

Sensation of ringing bell in ear is called________.

(a) टिनिटस (Tinnitus)

(b) टिटनस (Tetanus)

(c) साइनस (Sinus)

(d) इनमें कोई नहीं (None of the above)

उत्तर (a) टिनिटस (Tinnitus)

96. मूत्राशय के निकालने को कहते हैं?

Removal of bladder is called____________.

(a) सिस्टोस्टमी (Cystostomy)

(b) सिस्टोटोमी (Cystotomy)

(c) सिस्टेक्टमी (Cystectomy)

(d) सिस्टोस्कोपी (Cystoscopy)

उत्तर (c) सिस्टेक्टमी (Cystectomy)

97. हिपेटाईटिस के सीरम में उस्थिति सर्फेस एंटीजन है–

Surface antigen present in the serum in hepatitis B is:

(a) HBe AG

(b) HBs AG

(c) Anti-HBC

(d) Anti-HBE

उत्तर (b) HBS-AG

98. Anticoagulant लेने वाले रोगी को कौन सी दवा नहीं लेनी चाहिए?

The drug that should not be given if a patient receiving anticoagulant:

(a) Chlorpromazine

(b) Cefotaxime

(c) Acetazolamide

(d) Aspirin

उत्तर (d) Aspirin

99. नेसोफेरिंग्स तथा कान के मध्य की नली है?

Tube between nasopharynx and middle ear is:

(a) एडिनोइड्स (Adenoids)

(b) इयूस्टेशियन नली (Eustachian tube)

(c) एन्ट्रम (Antrum)

(d) क्रिब्रिफार्म प्लेट (Cribriform plate)

उत्तर (b) इयूस्टेशियन नली (Eustachian tube)

100. सुगंध की संवेदनशीलता कम होना है–
Decrease in smell sensation is:
    (a) एनोस्मिया (Anosmia)
    (b) एनोरेक्सिया (Anorexia)
    (c) हाइपरओस्मिया (Hyperosmia)
    (d) हाइपोस्मिया (Hyposmia)
उत्तर (d) हाइपोस्मिया (Hyposmia)

101. हड्डी के प्राथमिक सौम्य ट्यूमर को कहा जाता है–
Primary benign tumor of the bone is termed as:
    (a) Osteosclerosis (ओस्टियोस्क्लेरोसिस)
    (b) Osteoporosis (ओस्टियोपोरोसिस)
    (c) Osteochondroma (ओस्टियोकोंड्रोमा)
    (d) Osteomyelitis (ओस्टोमाइलिटिस)
उत्तर (c) Osteochondroma (ओस्टियोकोंड्रोमा)

102. **Heparin is an:**
हेपोरिन एक है।
    (a) Analgesic (एनालजेसिक)
    (b) Anticoagulant (एन्टीकोएगुलेन्ट)
    (c) Antibiotic (एन्टीबायोटिक)
    (d) Antiemetic (एन्टीएमिटिक)
उत्तर (b) Anticoagulant (एन्टीकोएगुलेन्ट)

103. **The causative agent of syphilis:**
गरमी की प्रेरणा का एजेन्ट है–
    (a) *Mycobacterium tuberculosis* (माइकोबैक्टिरियम ट्यूबरक्युलोसिस)
    (b) *Treponema pallideum* (ट्रापोनीमा पैलीडम)
    (c) Neisseria gonorrhea (नाइसिरिया गोनारिया)
    (d) *Shigella* (सिजैला)
उत्तर (b) *Treponema pallidum* (ट्रापोनीमा पैलीडम)

104. हर्पिस दाद बारीकी के साथ जुड़ा हुआ है।
Herpes zoster is closely associated with:
    (a) Chickenpox (चिकन पाक्स)
    (b) Smallpox (स्माल पाक्स)
    (c) Pneumonia (निमोनिया)
    (d) Bronchitis (ब्रोंकायटिस)
उत्तर (a) Chickenpox (चिकन पाक्स)

105. खून में आर बी सी की वृद्धि को कहा जाता है।
     Increased number of RBC in the blood is known as :
     (a) Thalassemia (थैलेसिमिया)
     (b) Hemophilia (हिमोफीलिया)
     (c) Anemia (अनीमिया)
     (d) Polycythemia (पोलीसाइथेमिया)
     उत्तर (d) Polycythemia (पोलीसाइथेमिया)

106. ओरकाईटिस की सूजन है।
     Orchites is inflammation of:
     (a) Testes (टेस्टिस)
     (b) Scrotum (स्क्रोटम)
     (c) Penis (पेनिस)
     (d) Prostate gland (प्रोस्टेट ग्रंथि)
     उत्तर (a) Testes (टेस्टिस)

107. टोनोमीटर को अन्दर के दबाव को नापने में प्रयोग किया जाता है–
     Tonometer is used to measure the pressure inside the:
     (a) Heart (दिल)
     (b) Eye (आँख)
     (c) Blood (रक्त)
     (d) Cranium (क्रेनियम)
     उत्तर (b) Eye (आँख)

108. ऊपरी पलक के गिरने को कहा जाता है–
     Drooping of the upper eyelid is termed:
     (a) Blepharitis (ब्लेफिरीटिस)
     (b) Ptosis (टोसिस)
     (c) Stye (स्टाय)
     (d) Iritis (आइरीटिस)
     उत्तर (b) Ptosis (टोसिस)

109. आँख के लेंस की अस्पष्टता को कहा जाता है–
     Opacity of the lens of the eye is called:
     (a) Cataract (कैटरेक्ट)
     (b) Glaucoma (ग्लूकोमा)
     (c) Aphakia (एफेकिया)
     (d) Phemosis (फिमोसिस)
     उत्तर (a) Cataract (कैटरेक्ट)

110. इंट्राओकुलर में दबाव के बढ़ने पर होता है–
     Increased intraocular pressure leads to:
     (a) Trachoma (ट्राकोमा)
     (b) Nystagmus (नेस्टेगमस)
     (c) Glaucoma (ग्लूकोमा)
     (d) Squint (स्कविन्ट)
उत्तर (c) Glaucoma (ग्लूकोमा)

111. मलेरिया फैलता है–
     Malaria is caused by:
     (a) Virus (वायरस)
     (b) Rickettsia (रिकटि्सिया)
     (c) Filarial bancrofti (फायलीरियल बैनक्राफ्टाई)
     (d) *Plasmodium* (प्लास्मोडियम)
उत्तर (c) Filarial bancrofti (फायलीरियल बैनक्राफटाई)

112. उच्च रक्तचाप के इलाज में शामिल हैं–
     The treatment of hypertension include:
     (a) Digitalis (डिजिटलिस)
     (b) Antibiotic (एंटीबॉयोटिक)
     (c) Diuretics (मूत्रल)
     (d) Antihypertensive (उच्च रक्तचापरोधी)
उत्तर (d) Antihypertensive (उच्च रक्तचापरोधी)

113. आँख की पुतली चौड़ा करने के लिए दवा इस्तेमाल करने को कहा जाता है–
     A drug commonly used to dilate pupil of the eye is called:
     (a) Miotics
     (b) Mydriatics
     (c) Cycloplegic
     (d) None of the above
उत्तर (b) Mydriatics

114. **Hypovolemic** सदमा होता है–
     Hypovolemic shock is caused by:
     (a) Cardiac failure (हृदय विफलता)
     (b) Infection (संक्रमण)
     (c) Failure of arterial resistance (प्रतिरोध की विफलता)
     (d) Decreased fluid volume (कम तरल पदार्थ की मात्रा)
उत्तर (d) Decreased fluid volume (कम तरल पदार्थ की मात्रा)

115. भूकम्प एक है–

Earthquake is a:
(a) Natural disaster (प्राकृतिक आपदा)
(b) Artificial disaster (कृत्रिम आपदा)
(c) Both A and B (दोनों A और B)
(d) None of the above (ऊपर से कोई भी नहीं)

उत्तर (a) Natural disaster (प्राकृतिक आपदा)

116. जो नैदानिक परीक्षण टाइफॉइड बुखार के लिए प्रयोग किया जाता है–

Which diagnostic test is used for typhoid fever?
(a) Mantoux test
(b) Widal test
(c) Both A and B
(d) None of the above

उत्तर (b) Widal test

117. आंतरिक विकिरण चिकित्सा के रूप में जाना जाता है–

Internal radiation therapy is also known as:
(a) Chemotherapy
(b) Brachytherapy
(c) Teletherapy
(d) Palliative therapy

उत्तर (b) Brachytherapy

118. कर्णकाठिन्य की शल्य चिकित्सा की प्रक्रिया के रूप में जाना जाता है–

The surgical procedure of otosclerosis is known as:
(a) Stapes mobilization
(b) Stapedectomy
(c) Mastoidectomy
(d) All of the above

उत्तर (b) Stapedectomy

119. पलक में सूजन को कहा जाता है।

Inflammation in eyelid is called:
(a) Keratitis
(b) Blepharitis
(c) Conjunctivitis
(d) Sinusitis

उत्तर (b) Blepharitis

120. एल पी के बाद रोगी को रखा जाना चाहिए–

After LP, patient should be placed in:
(a) Left lateral position (वामपार्श्व स्थिति)
(b) Dorsal supine position (पृष्ठीय लापरवाह स्थिति)

(c) Fowler's position (बहेलिया स्थिति)

(d) None of the above (ऊपर से कोई नहीं)

उत्तर (b) Dorsal supine position (पृष्ठीय लापरवाह स्थिति)

121. **कंजंक्टिवा की सूजन–**

Inflammation of conjunctiva:

(a) Parotitis

(b) Keratitis

(c) Iritis

(d) Conjunctivitis

उत्तर (d) Conjunctivitis

122. **Herpes Zoster बारीकी के साथ जुड़ा है–**

Herpes Zoster is closely associated with:

(a) Chickenpox

(b) Smallpox

(c) Bronchopneumonia

(d) Cholera

उत्तर (a) Chickenpox

123. **प्रकाश के प्रति आसामान्य संवेदनशीलता के रूप में जाना जाता है–**

Abnormal sensitivity to light is known as:

(a) Hydrophobia

(b) Photophobia

(c) Diplopia

(d) Aphakia

उत्तर (b) Photophobia

124. **मध्य कान की सूजन के रूप में जाना जाता है–**

Inflammation of middle ear is known as:

(a) Sinusitis

(b) Mastoiditis

(c) Mastitis

(d) Otitis media

उत्तर (d) Otitis media

125. **Otosclerosis की शल्य-चिकित्सा को क्या कहते हैं–**

The surgical procedure of otosclerosis is known as:

(a) Stapes mobilization

(b) Stapedectomy

(c) Mastoidectomy

(d) None of the above

उत्तर (b) Stapedectomy

126. स्तन को हटाने के रूप में जाना जाता है–

Removal of breast is known as:
(a) Mastectomy
(b) Mammography
(c) Tubectomy
(d) Cystectomy

उत्तर (a) Mastectomy

127. एल. पी. में सुई डाली जाती है।

For LP, needle is inserted into:
(a) 1st and 2nd lumbar interspace
(b) 2nd and 3rd lumbar interspace
(c) 5th and 1st lumbar interspace
(d) 3rd and 4th lumbar interspace

उत्तर (d) 3rd and 4th lumbar interspace

128. **Streptokinase** का कार्य है–

Action of streptokinase is:
(a) Increases in heart rate
(b) Stimulate heart rate
(c) Coagulation
(d) Thrombolytic

उत्तर (d) Thrombolytic

129. **Meniener's** __________ रोग की एक बीमारी है–

Meniener's __________ **disease of:**
(a) Eye
(b) Nose
(c) Ear
(d) None of the above

उत्तर (c) Ear

130. सैप्टिसीमिया का मतलब–

Septicemia means:
(a) Absence of infection
(b) Presence of pathogenic organism
(c) Destruction of harmful organism
(d) Infection of blood

उत्तर (d) Infection of blood

131. **Outpouching or dilation s of the arterial wall is known as**
(a) Anemia
(b) Aneurysms
(c) Anaphylaxis
(d) Acidosis

उत्तर (b) Aneurysms

132. **A hormone produced by the B-cells in the islets of Langerhans of pancreas is:**
(a) Thyroxin
(b) Glucagon
(c) Insulin
(d) Estrogen

उत्तर (c) Insulin

133. **The elevated palpable mass seen in psoriasis in known as:**
(a) Plagues
(b) Pustules
(c) Patch
(d) Petechiae

उत्तर (a) Plagues

134. **The drug used to prevent platelet aggregation at the site of athero-sclerosis:**
(a) Aspirin
(b) Atropine
(c) Heparin
(d) None of the above

उत्तर (a) Aspirin

135. **A congenital condition characterized by failure of one or both testes to descend into the scrotum is:**
(a) Orchitis
(b) Hydrocele
(c) Epididymitis
(d) Cryptorchidism

उत्तर (d) Cryptorchidism

136. **Which instrument is used for examination of the ear?**
(a) Cystoscope
(b) Endoscope
(c) Otoscope
(d) Fetoscope

उत्तर (c) Otoscope

137. **A diagnostic method used to identify acute or chronic tear of the joint capsule or supporting ligament:**
(a) Arthroscopy
(b) Angioplasty
(c) Arthrography
(d) Angiography

उत्तर (a) Arthroscopy

138. **Inflammation of the inner ear is known as:**
    (a) Otits media
    (b) Gingivitis
    (c) Laryngitis
    (d) Labyrinthitis

उत्तर (d) Labyrinthitis

139. **Which agents are used in an attempt to destroy tumor cells by interfering with cellular functions and its reproduction?**
    (a) Antiemetics
    (b) Antineoplastic
    (c) Analgesic
    (d) Antiviral

उत्तर (b) Antineoplastic

140. **The period of time between initial infection of HIV and development of positive antibody test for HIV is known as:**
    (a) Window period
    (b) Safe period
    (c) Inflammatory period
    (d) None of the above

उत्तर (a) Window period

FILL IN THE BLANKS

1. सर्जरी के द्वारा स्तन को निकालने को ....कहते हैं।
    Surgical removal of breast is called ....

उत्तर मेस्टेक्टमी (Mastectomy)

2. ....फार्मूला जले व्यक्ति का प्रतिशत मापने के लिए इस्तेमाल करते हैं।
    .... formula is used to calculate the percentage of burn.

उत्तर रूल आफ नाइन (Rule of nine)

3. विटामिन डी की कमी से ....होता है।
    Vitamin D deficiency causes ....

उत्तर ओस्टियोमलेसिया एवं रिकेट्स (Osteomalacia and rickets)

4. मूत्र मार्ग में पथरी को .... कहते हैं।
    Stone in urinary tract is called ....

उत्तर यूरोलीथिएसिस (Urolithiasis)

5. बी.पी.एच. का पूरा नाम .... है।
    Full form of BPH is ....

उत्तर बिनाईन प्रोस्टेट हाइपरट्रोफी (Benign prostrate hypertrophy)

6. किसी कारण सिर से बाल झड़ जाने को .... कहते हैं।
    Loss of hair from any cause is called ....

उत्तर एलोपेशिया (Alopecia)

7. .... तथा रेडियोथेरेपी कैंसर के दो मुख्य उपचार हैं।
    .... and radiotherapy are two prime treatments of cancer.

उत्तर कीमोथेरेपी (Chemotherapy)

8. ट्रेबेकुलोप्लास्टी .... की सर्जरी है।
    Trabeculoplasty is a surgery for ....

उत्तर ग्लूकोमा (Glaucoma)

9. साइनस के प्रदाह को ....कहते हैं।
    Inflammation of sinus is called...............................

उत्तर साईनुसाइटिस (Sinusitis)

10. नाक से पानी बहने को .... कहते हैं।
    Watery discharge from nose is called...............................

उत्तर राईनोरिया (Rhinorrhea)

11. पेरीटोन्सिलर घाव को .... भी कहते हैं।
    Peritonsillar abscess is also called ....

उत्तर कुइन्सी (Quincy)

12. सोरियासिस .... का संक्रमण है।
Psoriasis is .... infection

उत्तर त्वचा (Skin)

13. सार्कोप्टिस स्केबाई .... रोग करती है।
Sarcoptes scabiei causes .... disease.

उत्तर स्केबीज (Scabies)

14. पुरुष स्तनों के असामान्य रूप से बढ़ने को .... कहते हैं।
Abnormal enlargement of male breast is known as ....

उत्तर गायनेकोमेस्टिया (Gynecomastia)

15. एड्स रोग .... वायरस के कारण होता है।
AIDS is caused by .... virus.

उत्तर ह्यूमन इम्यूनो डेफीशियेन्सी (Human immunodeficiency HIV)

16. निम्न रक्तचाप को .... कहते हैं।
Low blood pressure is known as ....

उत्तर हाइपोटेंशन (Hypotension)

17. मूत्र की मात्रा का शून्य होना ....कहलाता है।
Absence of urine is known as ....

उत्तर एन्यूरिया (Anuria)

18. कुष्ठ रोग .... के कारण होता है।
Leprosy is caused by ....

उत्तर मायकोबैक्टीरियम लैपरी (Mycobacterium laprae)

19. काली खाँसी का दूसरा नाम है ....
.... is another name of whooping cough.

उत्तर परट्यूसिस (Pertussis)

20. पलकों की सूजन को .... कहते हैं।
Inflammation of margin of eyelids is called.....................................

उत्तर ब्लेफेराइटिस (Blepharitis)

21. HBsAg .... का सर्फेस एंटीजन है।
HBsAg is a surface antigen of ....

उत्तर हिपेटाइटिस बी (Hepatitis B)

22. खसरे में ....बिन्दु पाए जाते हैं।
.... spot is seen in measles.

उत्तर कोपलिक्स बिंदु (Koplik's spot)

23. फाइलेरियासिस .... के कारण होता है।
Filariasis is caused by.....................................

उत्तर वूचेरीरिया बेन्क्रोफटाई (*Wuchereria bancrofti*)

24. .... लेन्स मायोपिया को ठीक करने के लिए प्रयोग किए जाते हैं।

.... lens is used to correct myopia.

उत्तर कोनकेव (Concave)

25. अण्डाशय के प्रदाह को..................................कहते हैं।

Inflammation of ovary is called..................................

उत्तर ऊफेराटिस (oophoritis)

26. कालाजार रोग .... के कारण होता है।

Kala azar disease is caused by ....

उत्तर लिश्मेनाई डोनोवानी (Leishmania donovani)

27. मासिक धर्म के समय होने वाली पीड़ा को .... कहते हैं।

Pain during menstrual period is known as ....

उत्तर डिस्मिनोरिया (Dysmenorrhea)

28. योनि तथा मूत्राशय के मध्य असामान्य छिद्र को .... कहते हैं।

Abnormal opening between vagina and bladder is called..................................

उत्तर वेसिको वजाइनल फिस्टुला (Vesicovaginal fistula)

29. मध्य कान के प्रदाह को ....कहते हैं।

Inflammation of middle ear is known as ....

उत्तर ओटाईटिस मीडिया (Otitis media)

30. कोलेरा की इन्क्यूबेशन अवधि .... होती है।

Incubation period of cholera is ....

उत्तर दो घंटे से पाँच दिन (Two hours to five days)

31. कॉर्निया के प्रदाह को ....कहते हैं।

Inflammation of cornea is known as ....

उत्तर किरेटायटिस (Keratitis)

32. कान में घंटी बजने के आभास को ....कहते हैं।

Sensation of ringing bell in ear is known as ....

उत्तर टिनिटस (Tinnitus)

33. गर्भावस्था .... गर्भपात में आगे नहीं बढ़ती।

Pregnancy loss does not continue in ....abortion

उत्तर इन्एविटेबल (Inevitable)

34. स्त्री के मासिक धर्म को बंद होने को ....कहते हैं।

Cessation of the menstrual cycle of female is known as ....

उत्तर मीनोपॉज (Menopause)

35. पैप स्मीयर .... कैंसर का स्क्रीनिंग टेस्ट है।
    PAP smear is a screening test of .... cancer.

उत्तर सर्वाइकल (Cervical)

36. आँखों के आंतरिक दबाव की जाँच .... द्वारा की जाती है।
    Internal pressure of eye is measured by ....

उत्तर टोनोमीटर (Tonometer)

37. सर्जरी द्वारा गर्भाषय से ट्यूमर टिसू को निकालने को ....
    .... कहते हैं।
    Surgical removal of fibroid tissue from uterus is known as ....

उत्तर मायोमेक्टमी (Myomectomy)

38. मध्य कान से मवाद निकलने को .... कहते हैं।
    Pus discharge from middle ear is known as ....

उत्तर ओटोरिहा (Otorrhea)

39. आँखों की पुतली में संकुचन करने वाली दवाओं को ....
    कहते हैं।
    Drugs causing constriction of pupil are called ....

उत्तर मायोटिक्स (Miotics)

40. आँखों की पुतली का विस्तारण करने वाली दवाओं को ....
    कहते हैं।
    Drugs causing dilatation of pupil are called ....

उत्तर मिड्रिएटिक्स (Mydiatics)

41. नाक की म्यूकस झिल्ली के प्रदाह को .... कहते हैं।
    Inflammation of the mucous membrane of nose is called ....

उत्तर राईनाईटिस (Rhinitis)

42. दबाव या क्षति के कारण लिगामेंट में क्षति को .... कहते हैं।
    Injury to ligament due to pressure or trauma is called ....

उत्तर स्प्रेन (Sprain)

43. गले की आंतरिक जाँच में .... का प्रयोग किया जाता है।
    .... is used for the internal examination of the throat.

उत्तर लेरिन्गोस्कोप (Laryngoscope)

44. एड्स मुख्यतः .... द्वारा प्रसारित होता है।
    The main mode of transmission of AIDS is ....

उत्तर यौन संबंध (Sexual contact)

45. कोलेरा रोग .... द्वारा प्रसारित होता है।
    Cholera is caused by ....

उत्तर विब्रियो कोलेरा विषाणु (Vibrio cholerae virus)

46. क्षयरोग से बचाव के लिए .... का टीका दिया जाता
है।

.... vaccine is given for the prevention of tuberculosis.

उत्तर बी.सी.जी (BCG)

47. Ca breast in situ का अर्थ है ....

Ca breast in situ means ....

उत्तर कैंसर का न फैलना (Cancer in primary place)

48. जले रोगी का पहले 24 घंटे .... प्रबंधन आवश्यक होता है।

.... management is primary for first 24 hours in a burn patient.

उत्तर द्रव प्रबंधन (Fluid management)

49. दृष्टि की सटीकता की जाँच .... द्वारा की जाती है।

Visual acuity is checked by ....

उत्तर स्नेलन चार्ट (Snellen chart)

50. काली खाँसी की इन्क्यूबेशन अवधि .... होती है।

Incubation period of whooping cough is ....

उत्तर 7 से 14 दिन (7 to 14 days)

51. कान्हा टेस्ट .... बीमारी में किया जाता है।

Kahn test is done in .... disease.

उत्तर सिफिलिस (Syphilis)

52. त्वचा के प्रदाह को ....कहते हैं।

Inflammation of skin is known as ....

उत्तर डर्मेटाइटिस (Dermatitis)

53. कापोसी सारकोमा .... में पाए जाते हैं।

Kaposi sarcoma is found in ....

उत्तर एड्स (AIDS)

54. हड्डियों के संक्रमण को .... कहते हैं।

Infection of bones is called...

उत्तर ओस्टियोमायलाइटिस (Osteomyelitis)

55. असामान्य हृदय लय को .... कहते हैं।

Abnormal heart rhythms are called...

उत्तर डिसरियमिया (Dysrhythmias)

56. MI की पीड़ा से आराम दिलाने के लिए .... दवा दी जाती है।

.... drug is used to relieve the pain caused due to MI.

उत्तर मोर्फीन (Morphine)

57. हृदय को रक्तापूर्ति करने वाली धमनी है .... धमनी।
Artery supplying blood to heart is called .... artery.

उत्तर कोरोनरी (Coronary)

58. कार्डियक अरेस्ट में विद्युत उद्दीपक द्वारा हृदय क्रिया को बढ़ाने के लिए .... का प्रयोग किया जाता है।
During cardiac arrest, to increase heart activity, electrical stimulus is given which is known as........................

उत्तर डिफिब्रिलेशन (Defibrillation)

59. एन्जाइना के रोगी को दी जाने वाली दवा है ....
.... is the drug given to patient with angina.

उत्तर सोर्बिट्रेट (Sorbitrate)

60. .... का अर्थ है नाड़ी Lianu का सामान्य से अधिक होना।
.... means increase in pulse rate than normal.

उत्तर टैकीकार्डिया (Tachycardia)

61. शॉक के समय रोगी को .... स्थिति देनी चाहिए।
During shock the patient should be given .... position.

उत्तर ट्रेनडलबर्ग स्थिति (Trendelenburg position)

62. रक्त के कत्था बनाने की प्रक्रिया में विटामिन ....आवश्यक होता है।
Vitamin .... is essential for clotting of blood.

उत्तर विटामिन के (Vitamin K)

63. .... रक्त समूह में एंटीबाडी नहीं होती है।
.... blood group dose not contain any antibody.

उत्तर AB blood group

64. आंतरिक कान का .... सुनने के लिए उत्तरदायी होता है।
........................of inner ear is responsible for hearing.

उत्तर कोकलिया (Cochlea)

65. रोडोप्सिन कि लिए विटामिन .... आवश्यक होता है।
Vitamin .... is essential for rhodopsin.

उत्तर विटामिन ए (Vitamin A)

66. कान के आसिकल्स् .... कान में स्थिति होते हैं।
Ear ossicles are situated in ....ear.

उत्तर मध्य कान (Middle ear)

67. आंतरिक कान में असंतुलन से उत्पन्न रोग को .... कहते हैं।
.... disease occurs due to imbalance of inner ear

उत्तर मेनियर्स रोग (Meniere's disease)

68. मेनियर्स रोग में .... की जाती है।
.... is performed in Meniere's disease.

उत्तर लेबरिन्थेक्टमी (Labyrinthectomy)

69. आँखों की लेन्स की अपारदर्शिता को .... कहते हैं।
Opacity of the lens of eye is called ....

उत्तर मोतियाबिंद (Cataract)

70. ओटोस्केलोरोसिस में .... सर्जरी की जाती है।
.... surgery is performed in otosclerosis.

उत्तर स्टेपीडेक्टमी (Stapedectomy)

71. पूरे शरीर में एडीमा होने को ....कहते हैं।
Generalized edema is called ....

उत्तर ऐनासरका (Anasarca)

72. आँख की बाहरी परत को .... कहते हैं।
Outer layer of eye is called ....

उत्तर स्कलेरा (Sclera)

73. ट्रेकोमा .... का संक्रमण है।
Trachoma is an infection of ....

उत्तर पलकों का (Eyelids)

74. बिटोट्स स्पोट विटामिन .... की कमी से होता है।
Bitot's spot is caused by vitamin .... deficiency.

उत्तर विटामिन ए (Vitamin A)

75. रेबीज़ के रोगी का मुख्य लक्षण ....होता है।
.... is the main sign of rabies patient.

उत्तर हाइड्रोफोबिया (Hydrophobia)

76. पैरीकार्डियम के प्रदाह को .... कहते हैं।
Inflammation of pericardium is known as ....

उत्तर पैरीकार्डाइटिस (Pericarditis)

77. रोगी द्वारा हृदय की धड़कन महसूस होने को .... कहते हैं।
Feeling of heartbeat is known as ....

उत्तर पल्पिटेशन (Palpitation)

78. त्वचा में शुष्कता या संक्रमण के कारण उत्पन्न खुजली को ....
.... कहते हैं।
Itching of skin due to dryness or infection is known as ....
....

उत्तर प्ररइटिस (Pruritus)

79. इन्फ्लूएन्जा ....के कारण होता है।

Influenza is caused by ....

उत्तर हीमोफीलिस इन्फ्लूएन्जा (*Hemophilus influenzae*)

80. जॉनस क्राईटीरिया .... में होते हैं।

Jone's criteria are for ....

उत्तर रिह्यूमेटिक बुखार (Rheumatic fever)

81. स्कैबीज एक ....रोग है।

Scabies is a .... disease.

उत्तर सांसर्गिक (Contagious)

82. मम्मप्स का टीका .... लगता है।

Mumps vaccine is given at..

उत्तर 9 महीना (9 months)

83. आंतरिक विकिरण चिकित्सा को .... भी कहते हैं।

Internal radiation therapy is also called ....

उत्तर ब्रेकीथेरेपी (Brachytherapy)

84. सिस्प्लेटिन एक ....दवा है।

Cisplatin is a .... drug.

उत्तर कीमोथेरेपी (Chemotherapy)

85. टॉन्सिल में पस होने को .... कहते हैं।

Pus formation in tonsil is called ....

उत्तर क्विन्सी (Quinsy)

86. एच.आई.वी. संक्रमण से एड्स होने तक की अवधि को .... कहते हैं।

Period from HIV infection to AIDS manifestation is known as ....

उत्तर विंडो अवधि (Window period)

87. एच. आई. वी. के संक्रमण को एड्स का रूप लेने में .... वर्ष लगते हैं।

From HIV infection to fullblown AIDS, it takes .... year's time

उत्तर 10 वर्ष (10 years)

88. खसरा ....विषाणु के कारण होता है।

.... virus causes measles.

उत्तर पैरामेक्सो विषाणु (Paramyxovirus)

89. MI का पूरा नाम है ....

MI stands for ....

उत्तर मायोकार्डियल इन्फ्राक्शन (Myocardial infarction)

90. जोड़ों के प्रदाह को .... कहते हैं।
    Inflammation of joints is called ....

उत्तर आर्थ्राईटिस (Arthritis)

91. मेस्टाइटिस का अर्थ है .... का प्रदाह।
    Mastitis means inflammation of ....

उत्तर स्तन (Breast)

92. नाक की म्यूकस झिल्ली के बढ़ जाने से .... बन जाता है।
    ....is formed by the enlargement of nasal mucous membrane.

उत्तर पोलिप (Polyp)

93. आँखों में दबाव बढ़ने को .... कहते हैं।
    Increased intraocular pressure is known as ....

उत्तर ग्लूकोमा (Glaucoma)

94. मासिक धर्म के अस्थाई रूप से बंद होने को .... कहते हैं।
    Temporary cessation of menstrual cycle is called ....

उत्तर एमिनोरिया (Amenorrhea)

95. आँख की पलक के अंदर मुड़ जाने को .... कहते हैं।
    Turning of eyelid inside is called ....

उत्तर एन्ट्रोपियोन (Entropion)

96. फाइलेरिया .... द्वारा प्रसारित होता है।
    Filaria is transmitted by a ....

उत्तर क्यूलेक्स मच्छर (Culex mosquito)

97. AIDS की जाँच के लिए .... टेस्ट किया जाता है।
    .... test is done for diagnosis of AIDS.

उत्तर ELISA

98. जले रोगी को .... युक्त आहार प्रदान करना चाहिए।
    Burn patient be provided with .... rich diet.

उत्तर प्रोटीन (Protein)

99. आँख की आंतरिक जाँच के लिए .... उपकरण का प्रयोग किया जाता है।
    .... instrument is used for internal diagnosis of eye.

उत्तर ओप्थेल्मोस्कोप (Ophthalmoscope)

100. नर्म ऊष्मा के कारण जलने को .... कहते हैं।
     .... burn occurs due to moist heat.

उत्तर स्कैल्ड (Scalds)

101. The inflammation of the middle ear is ....
मध्य कान की सूजन है ....

उत्तर Otitis media (ओटाईटिस मीडिया)

102. Bleeding from the nose is ....
नाक से रक्त के बहने को कहते हैं ....

उत्तर Epistaxis (एपिस्टेक्सिस)

103. Inflammation of the bladder is known as ....
ब्लैडर में सूजन को कहा जाता है ....

उत्तर Cystitis (सिस्टाईटिस)

104. Difficulty in breathing is called ....
साँस लेने में कठिनाई को कहा जाता है ....

उत्तर Dyspnea (डिस्पनिया)

105. When urethra opens on the undersurface of penis, it is termed ....
....
मूत्रमार्ग लिंग के अन्दर सरफेस खुलने को कहा जाता है ....

उत्तर Hypospadias (हाइपोस्पेडियास)

106. Abnormal sensitivity to light is known as ....
प्रकाश के लिए असामान्य संवेदनशीलता के रूप में जाना जाता है ....
....

उत्तर Photophobia (फोटोफोबिया)

107. Irregular corneal curvature leads to ....
अनियमित corneal वक्रता से होता है ....

उत्तर Astigmatism (एस्टिगमेटिज़्म)

108. Tinnitus means ....
टिनिट्स का मतलब ....

उत्तर Sensation of ringing bell in ear (कानों में घंटी बजने का आभास)

109. Tetanus is caused by ....
टेटनस के कारण होता है ....

उत्तर *Clostridium tetani* (क्लोस्ट्रीडियम टिटेनी)

110. Meniere's disease is a disease of the ....
Meniere's रोग की एक बीमारी है ....

उत्तर Inner ear (आंतरिक कान)

111. Tinnitus means ....
Tinnitus का मतलब है ....

उत्तर Sensation of ringing bell in ear (कानो में घंटी बजने का आभास)

112. Tuberculosis is caused by ....
क्षय रोग का कारण होता है ....

उत्तर *Mycobacterium tuberculosis* (माईकोबेक्टीरियम ट्यूबरक्यूलोसिस)

113.   Removal of ovary is known as ....
अंडाशय के हटाने के रूप में जाना जाता है ....

उत्तर Oophorectomy (ऊफरेक्टमी)

114.   Arthritis means ....
गठिया का मतलब है ....

उत्तर Inflammation of joints (जोड़ों में प्रदाह)

115.   Loss of hair due to any causes is called..
बालों के किसी भी कारणों की वजह से नुकसान को कहा जाता है ....

....

उत्तर Alopecia (एलोपेशिया)

116.   Increase in cholesterol level in blood..
रक्त में cholesterol स्तर बढ़ना ....

उत्तर Hypercholesterolemia (हाईपरकोलेस्ट्रोलीमिया)

117.   Inflammation of cornea ....
कॉर्निया की सूजन ....

उत्तर Keratitis (किरेटाईटिस)

118.   Generalized edema is also known as ....
सामान्यीकृत एडीमा ....के रूप में भी जाना जाता है।

उत्तर Anasarca (ऐनासरका)

119.   Dermatitis means ....
त्वचा की सूजन (डर्मेटाइटिस) का मतलब है ....

उत्तर Inflammation of skin (त्वचा का प्रदाह)

120.   Thrombocytopenia means ....
थ्रोम्बोसाइटोपिनिया का मतलब है ....

उत्तर प्लेटलेट के स्तर का घटना (Low platelet level)

121.   The muscular layer of heart is known as ....
दिल में मांशपेशियों की परत के रूप में जाना जाता है ....

उत्तर Myocardium (मायोकार्डियम)

122.   The normal level of potassium in blood is ....
खून में पोटैशियम का सामान्य स्तर है ....

उत्तर 3.5–5 mEq/L

123.   Tinnitus means ....
Tinnitus का मतलब ....

उत्तर Sensation of ringing bell in ear (कानो में घंटी बजने का आभास)

124   Scabies is caused by ....
खुजली फैलती है ....

उत्तर   Sarcoptes scabiei (सारकोप्टिस स्केबाई)

125. Tetany occurs due to deficiency of ....
     Tetany होता है ....की कमी की वजह से

उत्तर Calcium (कैल्शियम)

126. Peritonsillar absess is also known as ....
     Peritonsillar absess..............................के रूप में जाना जाता है।

उत्तर Quinsy (कुईन्सी)

127. Absence of lens is called ....
     लेंस की अनुपस्थिति को कहा जाता है ....

उत्तर Aphakia (एफेकिया)

128. Accumulation of fluid in the peritoneal cavity is known as ....
     ....
     गुहा में तरल पदार्थ का संचय जाना जाता है ....

उत्तर Ascites (एसाईटिस)

129. Tuberculosis is caused by ....
     क्षयरोग, के कारण होता है ....

उत्तर *Mycobacterium tuberculosis* (माइकोबेक्टीरियम ट्यूबरक्यूलोसिस)

130. Itching of skin is termed as ....
     त्वचा की खुजली को .... कहते हैं।

उत्तर Pruritus (प्रूराईटस)

131. The causative organism of tetanus is ....

उत्तर *Clostridium tetani*

132. Schick test is done in ....disease.

उत्तर Diphtheria

133. Inflammation of pericardium is called ....

उत्तर Pericarditis

134. Bleeding from the nose is called ....

उत्तर Epistaxis

135. Drooping of the upper eyelid is known as ....

उत्तर Ptosis

136. The other name of subcutaneous injection is ....

उत्तर Subcut

137. .... is the abnormal posterior curvature of spine.
     स्पाइन का असामान्य .... बाहर की तरफ झुकाव होता है।

उत्तर Kyphosis

138. Bitot's spot is seen in .... disease.
     बिट्टाट स्पॉट देखा जाता है .... में।

उत्तर Eye

139. In .... disease, the patient feels coldness and pain of fingertips.

उत्तर Raynaud's disease

140. .... is the malignant disease due to abnormal proliferation of WBC.

उत्तर Leukemia

141. Inflammation of the lacrimal sac is known as ....
आंसू की थैली की सूजन को .... कहते हैं।

उत्तर Dacryocystitis (डेक्रियोसिस्टाईटिस)

142. Operation for breast removal is known as...........................
स्तन निकालने के ऑपरेशन को .... कहते हैं।

उत्तर Mastectomy (मेस्टेक्टमी)

143. The instrument which is used to produce artificial impulse from the SA node is ....
वह उपकरण जो एस.ए. नोड द्वारा बनावटी आवेग को उत्पन करता है .... कहलाता है।

उत्तर Pacemaker (पेसमेकर)

144. Collapse of lung tissue is known as ....
फेफड़े के टिसू जब कार्य न करे तो उसे ....कहते हैं।

उत्तर Atelectasis (एटिलेक्टेसिस)

145. Schick test is done for ....
शिक टैस्ट .... के लिए किया जाता है।

उत्तर Diphtheria (डिप्थीरिया)

146. Kernig's sign is seen is ....
कर्निंग के चिन्ह........................... में देखे जाते हैं।

उत्तर Meningitis (मेनिनजाईटिस)

147. The abbreviation of BCG vaccine is ....
बी.सी.जी. टीकाकरण का पूरा नाम .... है।

उत्तर Bacillus Calmette Guerin (बैसिलस कैलमेट ग्वेरिन)

148. Pain in the muscles is known as ....
मांसपेशियों के दर्द को .... कहते हैं।

उत्तर Myalgia (मायल्जिया)

149. .... mosquito spreads malaria.
.... मच्छर मलेरिया फैलाते हैं।

उत्तर Female anopheles (मादा एनोफिलीज़)

150. Burn percentage is calculated by .... formula.
जलने के प्रतिशत के मापने को .... फार्मूला कहते हैं।

उत्तर Rule of 9 (नौ का रूल)

TRUE AND FALSE

1. किसी भी कारण से बाल झड़ जाने को एलोपेशिया कहते हैं।
   Loss of hair from any cause is called alopecia.

उत्तर सही

2. कीमोथेरेपी कैंसर के उपचार के लिए इस्तेमाल करते हैं।
   Chemotherapy is used for treatment of cancer.

उत्तर सही

3. ट्रेबेकुलोप्लास्टी ग्लूकोमा के उपचार के लिए इस्तेमाल करते हैं।
   Trabeculoplasty is done for the treatment of glaucoma.

उत्तर सही

4. दाद एक बैक्टीरिया का संक्रमण है।
   Ringworm is a bacterial infection.

उत्तर गलत

5. मध्य कान के प्रदाह को मेस्टाइटिस कहते हैं।
   The inflammation of middle ear is called mastitis.

उत्तर गलत

6. पोलियो के निदान के लिए ELISA प्रयोग करते हैं।
   ELISA is done for diagnosis of poliomyelitis.

उत्तर गलत

7. साईनस की सूजन को साईनुसाइटिस कहते हैं।
   Inflammation of sinus is called sinusitis.

उत्तर सही

8. नाक से पानी जैसे द्रव निकालने को राईनोरिया कहते हैं।
   Watery discharge from nose is called rhinorrhea

उत्तर सही

9. सोरियासिस एक त्वचा की संक्रमित बीमारी है।
   Psoriasis is an infection of skin.

उत्तर सही

10. सार्कोप्टिस स्केबी से स्कर्वी होती है।
    Sarcoptes scabiei causes scurvy

उत्तर गलत

11. मूत्र न होने को एनीमिया कहते है।
    Absence of urine is called anemia

उत्तर गलत

12. रेडियेशन थेरेपी कैंसर में की जाती है।
    Radiation therapy is done in cancer

उत्तर सही

13. खसरा का टीका 9 माह में लगता है।
Measles immunization is given at the age of 9 months
उत्तर सही

14. मायोसिस में दो वस्तुएँ दिखाई देती है।
Myopia is known as double vision
उत्तर गलत

15. O रक्त समूह सार्वभौमिक दाता नहीं होता है।
O blood group is not a universal donor
उत्तर गलत

16. कुष्ठ रोग माइकोबेक्टिरियम ट्यूबरकुलाई के कारण होता है।
Leprosy is caused by mycobacterium tuberculi
उत्तर गलत

17. वूपिंग कफ का दूसरा नाम परट्यूसिस है।
Whooping cough is also known as pertussis
उत्तर सही

18. टिटनेस को DPT के टीके से बचाया जा सकता है।
Tetanus can be prevented by DPT injection.
उत्तर सही

19. जले हुए भाग का वर्ग नियम 9 से निकाला जाता है।
Burn surface area is calculated by rule of 9.
उत्तर सही

20. आँख की पलकों के सूजन को ब्लेफराइटिस कहा जाता है।
Inflammation of the margin of eyelid is called blepharitis.
उत्तर सही

21. नाक से रक्तस्राव को एनीमिया कहते हैं।
Bleeding from nose is called anemia.
उत्तर गलत

22. मासिक धर्म के स्थाई रूप से रूकने को एमिनोरिया कहते हैं।
Permanent cessation of menstrual cycle is called amenorrhea.
उत्तर गलत

23. शिक जाँच टिटनेस के लिए की जाती है।
Schick's test is done for tetanus.
उत्तर गलत

24. एट्रोपिन एक माईड्रिएटिक दवा है।
Atropine is a mydriatic drug
उत्तर सही

25. ओटोस्कोप द्वारा कान की जाँच की जाती है।

Otoscope is used for the examination of ear

उत्तर सही

26. यदि रोगी की हृदय गति 60 से कम है तो ही उसे डिजोक्सिन दवा देंगे।

Digoxin should be administered only when the heart rate is less than 60 /min.

उत्तर गलत

27. आँख के अदंर पाए जाने वाले द्रव को एक्युअस द्रव कहते हैं।

Fluid present inside the eye is known as aqueous fluid.

उत्तर सही

28. ग्लूकोमा आँख के आंतरिक दबाव के कम होने से होता है।

Glaucoma occurs due to decrease in intraocular pressure.

उत्तर गलत

29. हीमोलिटिक स्ट्रेप्टोकोकस जीवाणु रूमेटिक बुखार करता है।

Rheumatic fever is caused by hemolytic *streptococcus* bacteria.

उत्तर सही

30. एड्स एक जीवाणु रोग है।

AIDS is a bacterial disease.

उत्तर गलत

31. हिपेटाइटिस A रक्त तथा शारीरिक द्रव द्वारा फैलता है।

Hepatitis A is spread through blood and body fluid.

उत्तर गलत

32. हिपेटाईटिस सी की रोकथाम टीकाकरण द्वारा की जा सकती है।

Hepatitis C can be prevented by immunization.

उत्तर गलत

33. ओर्काइटिस टेस्टीस का प्रदाह होता है।

Orchitis is inflammation of testes

उत्तर सही

34. फाईलेरिया की जाँच के लिए रक्त का नमूना रात के समय लिया जाता है।

Blood sample for filaria test is taken during night.

उत्तर गलत

35. हृदय की जाँच EEG द्वारा की जाती है।

EEG is used for cardiac examination.

उत्तर गलत

36. ट्रेकियोस्टोमी में ट्रेकिया को निकाल देते हैं।

Trachea is removed in tracheostomy.

उत्तर गलत

37. टी. बी. के रोगी को डोट्स दवा दी जाती है।

TB patient is given DOTS drugs.

उत्तर सही

38. डेपसोन दवा कुष्ठ रोग में दी जाती है।

Dapsone is given in leprosy.

उत्तर सही

39. CD4 काउंट एड्स में किया जाता है।

CD4 count is done in AIDS.

उत्तर सही

40. स्कर्वी विटामिन डी की कमी से होने वाला रोग है।

Scurvy is a disease caused by the deficiency of vitamin D.

उत्तर गलत

41. स्तन के प्रदाह को मेस्टाइटिस कहते हैं।

Inflammation of the breast is known as mastitis.

उत्तर सही

42. बी.सी.जी. का टीका जन्म के दो महीने बाद दिया जाता है

B.C.G. vaccine is given two months after birth.

उत्तर गलत

43. मायरिंगोटोमी कान में किया जाने वाला ऑपरेशन है।

Myringotomy is a surgery done in ear.

उत्तर सही

44. पाक्रलैंण्ड फामूर्ला जलने वाले रोगी के आहार का माप करने में प्रयोग किया जाता है।

Parkland's formula is used to calculate the nutrition requirement of burn's patient.

उत्तर गलत

45. जले रोगी को अत्यधिक वसा युक्त भोजन देना चाहिए।

Burn patient should be given diet rich in fat.

उत्तर गलत

46. पूर्ण मोटाई जलने पर रोगी को अत्यधिक पीड़ा होता है।

Patient has maximum pain in full-thickness burns.

उत्तर गलत

47. ट्रोपोनिन एन्जाइम MI का सूचक है।

Troponin enzyme is an indicator of MI.

उत्तर सही

48. बी.पी.एच. विकार महिलाओं में पाया जाता है।

    BPH disorder is a female disorder.

उत्तर गलत

49. ओसमोसिस डिफ्यूज़न एवं फिल्ट्रेशन हीमोडायलिसिस के सिद्धाँत हैं।

    Osmosis, diffusion and filtration are the principles of hemodialysis.

उत्तर सही

50. रक्त चढ़ाते समय नर्स को रोगी तथा रक्त का रक्त समूह अवश्य जाँचना चाहिए।

    A nurse must check the blood group of patient and the blood to be transfused before transfusion of the blood.

उत्तर सही

51. पल्मोनरी एडिमा दाहिने हृदय विफलता में होता है।

    Pulmonary edema occurs in right-sided heart failure.

उत्तर गलत

52. विषाणु द्वारा जनित हिपेटाईटिस में यकृत में प्रदाह होता है।

    Hepatitis cause by virus leads to liver inflammation.

उत्तर सही

53. वूपिंग कफ की इन्क्यूबेशन अवधि 7 से 14 दिन की होती है।

    Incubation period of whooping cough is 7 to 14 days.

उत्तर सही

54. कुष्ठ रोग में रोगी की संवेदनशीलता कम हो जाती है।

    In leprosy patient has loss of sensation.

उत्तर सही

55. शरीर में अरंजक चकत्ते क्षयरोग में होते है।

    Depigmentation patch of body occurs in tuberculosis.

उत्तर गलत

56. कुष्ठ रोग को हेनसन रोग भी कहते हैं।

    Leprosy is also known as Hansen's disease.

उत्तर सही

57. विडाल टेस्ट पोलियो में किया जाता है।

    Widal test is done in polio.

उत्तर ग्लत

58. नेत्रदान में कोर्निया दान किया जाता है।

    Cornea is donated in eye donation.

उत्तर सही

59. मायोपिया को ठीक करने के लिए कोनवेक्स लेन्स का प्रयोग होता है।

Myopia is corrected by the use of convex lens.

उत्तर गलत

60. हाइपरमेट्रोपिया को ठीक करने के लिए कोनवेक्स लेन्स का प्रयोग होता है।

Hypermetropia is corrected by the use of convex lens.

उत्तर सही

61. कालाजार रोग लिएमेनिया डोनीवानी से होता है।

Kala azar is caused by Leishmania donovani.

उत्तर सही

62. प्लेग यरसीनिया पेस्टिस से होता है।

Plague is caused by *Yersinia pestis*.

उत्तर सही

63. एलोपेशिया कीमोथेरेपी का दुष्प्रभाव होता है।

Alopecia is a side effect of chemotherapy.

उत्तर सही

64. स्तन कैंसर का वर्गीकरण TNM वर्गीकरण के अनुसार करते हैं।

Breast cancer is classified by TNM classification.

उत्तर सही

65. डी. एन. एस– का अर्थ है डेविएटेड नेज़ल सेप्टस

DNS stands for deviated nasal septum

उत्तर सही

66. वह फ्रैक्चर जिसमें हड्डी के कई टुकड़े हो जाते हैं उसे इम्पेक्ट फ्रैक्चर कहते हैं।

A fracture in which bone is broken down into many pieces is called impact fracture.

उत्तर गलत

67. सिफिलिस एक यौन संक्रमण रोग है।

Syphilsis is a sexually transmitted disease.

उत्तर सही

68. हिपेटाइटिस की प्री–इक्टरिक अवस्था में बिलीरूबिन बढ़ता है।

In hepatitis, bilirubin level raises in preicteric phase.

उत्तर सही

69. गर्भाशय का फाइब्रोइड एक मेलिगनेंट ट्यूमर है।

Uterine fibroid is a malignant tumor.

उत्तर गलत

70. गर्भाशय को शरीर से निकालने को हिस्टरेक्टमी कहते हैं।

Removal of uterus from body is called hysterectomy

उत्तर सही

71. यदि सर्वाइकल कैंसर ग्रीवा तक सीमित रहे तो उसे पहली अवस्था कहते हैं।

If cervical cancer is limited to cervix, it is first the stage.

उत्तर सही

72. डाट्स थेरेपी सिर्फ एक महीने ली जाती है।

DOTS therapy is administered only for one month.

उत्तर गलत

73. जबड़ों का भिंचना टिटनस का लक्षण है।

Lock-jaw is a sign of tetanus.

उत्तर सही

74. ट्रेकियोस्टोमी में चूषण नहीं करना चाहिए।

Suctioning should not be done in tracheostomy

उत्तर गलत

75. प्राईमाक्वीन दवा मलेरिया में दी जाती है।

Primaquine drug is given in malaria.

उत्तर सही

76. कोरिया एवं पेरीकार्डायटिस मामूली जोन्स क्रायटीरिया है।

Chorea and pericarditis are minor Jone's criteria

उत्तर गलत

77. स्कैबीज़ गंदी अवस्था में रहने से फैलता है।

Scabies spreads through poor living condition-

उत्तर सही

78. आई. सी. यू. में नर्स एवं रोगी का अनुपात 1:1 होता है।

Nurse patient ratio in ICU is 1:1.

उत्तर सही

79. बाँझपन का कारण सिर्फ महिलाएँ होती हैं।

Only females are cause of infertility.

उत्तर गलत

80. ए. आर. टी. का अर्थ है आर्टिफिसियल रिप्रोडक्टिव टेकनॉलौजी।

ART stands for artificial reproductive technology.

उत्तर गलत

81. ट्रेकियोक्टोमी एक स्थाई छिद्र है जिसे कभी बंद नहीं किया जाता।

Tracheostomy is a permanent opening, which can never be closed.

उत्तर गलत

82. आँख की पलक के अंदर मुड़ने को एन्ट्रोपियोन कहते हैं।
Turning of eyelid inside is called entropion.

उत्तर सही

83. टोन्सिल में पस भरने को टोन्सिलाईटिस कहते हैं।
Pus in tonsils is called tonsilitis.

उत्तर गलत

84. सामान्य इन्ट्राओक्युलर दबाव 10–12 mmHg होता है।
Normal intraocular pressure is 10–12 mmHg

उत्तर सही

85. एड्स में जिडोब्यूडिन दवा दी जाती है।
Zidovudine drug is given in AIDS.

उत्तर सही

86. घाव भरने के लिए विटामिन आवश्यक होता है।
Vitamin A is essential for wound healing.

उत्तर गलत

87. डिजिटेलिस दवा हृदय के संकुचन को बढ़ाती है।
Digitalis increases the contractility of heart.

उत्तर सही

88. उर्टिकेरिया रक्ताधान की जटिलता है।
Urticaria is a complication/allergy of blood transfusion.

उत्तर सही

89. हर्पीज जोस्टर में नर्व सबसे अधिक प्रभावित होती है।
Nerves are affected most in herpes zoster.

उत्तर सही

90. डिप्थीरिया की रोकथाम के लिए टीका दिया जाता है।
DTP vaccine is given to prevent diphtheria.

उत्तर सही

91. प्राथमिक उच्च रक्तचाप का कारण अज्ञात है।
Cause of primary hypertension is unknown.

उत्तर सही

92. थोमस स्प्लिंट का प्रयोग कूल्हे के फ्रैक्चर में किया जाता है।
Thomas splint is used in hip fracture.

उत्तर सही

93. हाइड्रोफोबिया में रोगी को वायु से डर लगता है।
Hydrophobia patient is afraid of air.

उत्तर गलत

94. वेबर जाँच आँख के लिए की जाती है।
Weber's test is done for eye.

उत्तर गलत

95. ट्रायज आपदा प्रबंधन में प्रयोग किया जाता है।
Triage is used in disaster management.

उत्तर सही

96. वर्टिगों का अर्थ है ऊँचाई पर चक्कर आना।
Vertigo means dizziness at height.

उत्तर सही

97. रंग का अंधापन बीस वर्ष की आयु के बाद होता है।
Color blindness occurs after 20 years of age.

उत्तर गलत

98. सुनने एवं संतुलन का काम आंतरिक कान का है।
Internal ear is responsible for hearing and balance.

उत्तर सही

99. रिफेम्पसिन दवा क्षयरोग में दी जाती है।
Rifampicin drug is given is tuberculosis.

उत्तर सही

100. एस. ए. नोड को हृदय का पेसमेकर कहते हैं।
SA node is pacemaker of heart.

उत्तर सही

101 Widal test is done for typhoid.
Widal परीक्षण टाइफाइड में किया जाता है।

उत्तर सही

102. The diagnostic method used to identify acute or chronic tear of joint capsule is termed as arthroscopy.
संयुक्त कैप्सूल के तीव्र क्षति की पहचान करने के लिए इस्तेमाल की नैदानिक विधि है आर्थोस्कोपी।

उत्तर सही

103. Insufficient number of RBC, WBC and platelets in the blood is called granulocytosis.
आरबीसी, WBC और रक्त में प्लेटलेट्स की अपर्याप्त संख्या को granulocytosis कहा जाता है।

उत्तर गलत

104. Double vision is known as ptosis.
डबल दृष्टि टोसिस के रूप में जाना जाता है।

उत्तर गलत

105. Reduced vision in the affected eye is termed as amblyopia.

    प्रभावित आँख में कम दृष्टि को एम्बलिओपिया करार दिया जाता है।

उत्तर सही

106. Osteoarthritis is a degenerative disease of the joint.

    ऑस्टियोआर्थराइटिस जोड़ों का एक अपक्षयी रोग है।

उत्तर सही

107. Normal fasting blood glucose level is 60–115 mg/dL.

    सामान्य उपवास रक्त ग्लूकोज स्तर 60–115 mg/dL है।

उत्तर सही

108. Mannitol is a loop diuretic.

    Mannitol एक पाश मूत्रवर्धक है।

उत्तर गलत

109. Inflammation of the sinus is known as sinusitis.

    साइनस की सूजन sinusitis के रूप में जानी जाती है।

उत्तर सही

110. Inflammation of stomach is known as stomatitis.

    पेट की सूजन stomatitis के रूप में जानी जाती है।

उत्तर गलत

111. Colostomy is the removal of diseased portion of the colon.

    Colostomy बृहदान्त्र के रोगग्रस्त भाग को हटाना है।

उत्तर गलत

112. CVA is known as cardiovascular accident.

    सी.वी.ए. कार्डियो-संवहनी दुर्घटना के रूप में जाना जाता है।

उत्तर सही

113. Decreased calcium in the blood is known as hypokalemia.

    रक्त में कैल्शियम की कमी को hypokalemia के रूप में जाना जाता है।

उत्तर गलत

114. Barium is a radipaque substance used for the diagnosis of peptic ulcer.

    बेरियम एक रेडियो अपारदर्शी पदार्थ पेप्टिक अल्सर के निदान के लिए इस्तेमाल किया जाता है।

उत्तर सही

115. Strabismus is the muscular imbalance of the eye.

    तिर्यकदृष्टि आँख की मांसपेशियों का असंतुलन है।

उत्तर सही

116. Double vision is called ptosis.

डबल दृष्टि को Hansen कहा जाता है।

उत्तर गलत

117. Leprosy is also known as Hansen's disease.

कुष्ठ रोग, Hansen रोग के रूप में भी जाना जाता है।

उत्तर सही

118. Tumor means abnormal growth of the cells.

ट्यूमर का अर्थ है कोशिकाओं की आसामान्य वृद्धि।

उत्तर सही

119. Sigmoidoscopy is used to diagnose the small intestinal problems.

Sigmoidoscopy छोटी आंत की समस्याओं के निदान करने के लिए प्रयोग किया जाता है।

उत्तर गलत

120. Inflammation of larynx is called laryngitis.

गला की सूजन को गला बैठना कहा जाता है।

उत्तर सही

121. Strabismus is muscular imbalance of eye.

Strabismus आँख की मांसपेशियों का अंसतुलन है।

उत्तर सही

122. Widal test is done in case of meningitis

Widal परीक्षण मैनिंजाइटिस के मामले में किया जाता है।

उत्तर गलत

123. Leprosy is also known as Hansen's disease.

Leprosy को Hansen's disease के रूप में जाना जाता है।

उत्तर सही

124. Otosclerosis is more common in women than men.

Otosclerosis पुरूषों की तुलना में महिलाओं में आम है।

उत्तर सही

125. Inflammation of the cornea is known as keratitis.

कॉर्निया की सूजन को keratitis के रूप में जाना जाता है।

उत्तर सही

126. Schick test is done in case of whooping cough

Schick परीक्षण काली खाँसी के मामले में किया जाता है।

उत्तर गलत

127. World AIDS Day is celebrated on May 1

विश्व एड्स दिवस 1 मई को गनाया जाता है।

उत्तर गलत

128. Leukemia patients must be isolated to prevent spread of infection.

Leukemia रोगियों को संक्रमण के प्रसार को रोकने के लिए पृथक करना चाहिए।

उत्तर गलत

129. Postural drainage can be done in case of bronchitis.

Postural जल निकासी ब्रोकांइटिस के मामले में किया जा सकता है।

उत्तर सही

130. Vitamin B is a water-soluble vitamin.

विटामिन बी एक पानी में घुलनशील विटामिन है।

उत्तर सही

131. After tonsillectomy cold food like ice-cream is given to the patient.

उत्तर True

132. Addisonian anemia is also known as pernicious anemia.

उत्तर True

133. Ascites is the excessive production of mucus.

उत्तर False

134. Fat deposition in the blood vessel is called emphysema.

उत्तर False

135. In myocardial infarction, the ECG shows ST-segment elevation.

उत्तर True

136. Buerger's disease is caused by heavy smoking.

उत्तर True

137. Increased tension of endolymph of ear causes Meniere's disease.

उत्तर True

138. Aschoff's bodies are seen in rheumatic fever.

उत्तर True

139. Frusemide is an example of thiazide diuretics.

उत्तर False